TOUCHING PRESENCE
터칭 프레즌스

터칭 프레즌스 *TOUCHING PRESENCE*

발행일	2023년 2월 24일

지은이	타미 탐슨*Tommy Thompson*	옮김	김성은, 김환이
	레이첼 프라하카*Rachel Prabhakar*		
펴낸이	손형국		
펴낸곳	(주)북랩		
편집인	선일영	편집	정두철, 배진용, 윤용민, 김가람, 김부경
디자인	이현수, 김민하, 김영주, 안유경	제작	박기성, 황동현, 구성우, 배상진
마케팅	김회란, 박진관		
출판등록	2004. 12. 1(제2012-000051호)		
주소	서울특별시 금천구 가산디지털 1로 168, 우림라이온스밸리 B동 B113~114호, C동 B101호		
홈페이지	www.book.co.kr		
전화번호	(02)2026-5777	팩스	(02)3159-9637

ISBN	979-11-6836-760-9 03510 (종이책)	979-11-6836-761-6 05510 (전자책)

(주)북랩 성공출판의 파트너

북랩 홈페이지와 패밀리 사이트에서 다양한 출판 솔루션을 만나 보세요!

홈페이지 book.co.kr   •   **블로그** blog.naver.com/essaybook   •   **출판문의** book@book.co.kr

작가 연락처 문의 ▸ ask.book.co.kr

작가 연락처는 개인정보이므로 북랩에서 알려드릴 수 없습니다.

알렉산더 테크닉, 존재와 관계를 만나다

TOUCHING PRESENCE
터칭 프레즌스

있는 그대로의 고유한 아름다움에 조건 없이 다가가는
타미 탐슨*Tommy Thompson*의 가르침

타미 탐슨, 레이첼 프라하카 지음
김성은, 김환이 옮김

북랩

Contents

레이첼 프라하카_Rachel Prabhakar_의 서문
– 이 책이 만들어지기까지

　　나는 타미가 가르치는 캠브리지 알렉산더 테크닉 센터의 교사 과정에서 트레이닝을 받는 특권을 누렸다. 수업 중에 타미의 가르침을 받아 적은 노트로 책을 만들어서 졸업할 때 그에게 선물로 주었는데, 그걸 본 다른 학생과 선생님들도 그 책의 복사본을 원했다. 그들의 요청에 힘입어 타미와 나는 책의 출판을 함께 준비했다. 타미와 인터뷰를 하며 자료를 모으고 타미가 적은 추가적인 구절을 원본에 보충하며 편집본을 서로 주고받으면서 책을 만들었다. 타미의 워크숍에서 내가 받아 적은 내용도 추가로 보충했다. 데이비드 고어만_David Gorman_이 귀중한 조언과 내용 편집 그리고 기술적인 보충을 해 주어서 이 책이 완성되었다.

　2010년 9월부터 2013년 6월까지 교육을 받는 동안 수업과 토론을 하며 손으로 급하게 적어 내려간 메모들로 이 책이 시작되었다. 나는 타미가 실제로 한 말과 최대한 비슷하게 쓰기 위해 노력했고 그 노트들은 시간 순서라기 보다는 주제에 따라 정리되어 있다. 타미는 교사 과정과 워크숍에서 같은 테마나 주제를 반복하며 다룬다. 이전의 테마를 다시 다룰 때 청중들의 필요에 의해 타미는 종종 다른 언어를 사용하거나 다른 관점에서 해당 테마를 탐구하곤 했다.

이 책을 읽는 독자들도 이러한 토론에서 내가 얻은 많은 통찰과 기쁨을 함께 누리기를 바란다.

깊은 사랑과 감사와 공감을 전하며,

레이첼 프라하카_Rachel Prabhakar_
브루클린, 매사추세츠주
2019년 7월

데비 아담스*Devi Adams*의 서문

 1988년 여름에 타미를 처음 만났다. 그 당시 나는 보스턴으로 돌아와서 알렉산더 교사 과정을 계속 이어 나가고 싶었다. 당시 보스턴에는 교사 과정이 몇 개 있었고 나는 두세 개의 프로그램들에 참여해보았다. 타미의 스튜디오에 들어갔을 때는 무언가 달랐다. 타미는 이전에 내가 경험해보지 않은 방식으로 나를 받아들이는 것 같았다. 두렵거나 혼란스러운 느낌은 전혀 아니었고 그저 내가 이전에 경험한 알렉산더 레슨과는 매우 달랐다.

 타미는 나에게 의자 레슨을 해 주었다. 나는 피아니스트였고 손목 건염에서 막 회복하는 시기였다. 그는 내 앞에 스툴[1]을 두고 피아노처럼 그 위에 손을 올려놓게 했다. 그것은 의자 등받이에 핸즈온 하기*Hands On the Back Of The Chair*[2]를 변형한 것이었다. 그

---

1 역자 주, 등받이와 팔걸이가 없는 의자.
2 역자 주, 알렉산더 테크닉의 핸즈온을 연습하기 위한 작업으로 의자 등받이에 두 손을 올려놓

가 하는 말을 완전히 이해하지는 못 했지만 타미가 손으로 내게 '작업*the work*[3]'을 했을 때 이전에는 전혀 경험해보지 못했던 손의 감각을 느꼈다. 손에서 빛이 나는 것 같았다. 타미는 그게 바로 그의 교사 과정을 마치고 졸업할 때 모든 교사가 갖게 되는 손의 자질이라고 얘기했다. 그 얘기로 충분했다. 나는 그의 교사 과정에 바로 등록했다.

하지만 타미가 나를 끌어당긴 또 다른 점이 있었다. 나를 있는 그대로 온전히 받아들여주는 느낌이었다. 나는 이미 이전에 알렉산더 테크닉을 5년 동안 공부했고 다른 훌륭한 선생님들과 작업하기도 했다. 하지만 타미와 수업할 때는 그가 '나*ME*'와 작업하고 있다는 느낌을 받았다. 나의 몸이나 일반적인 '사람'이 아니라 '나' 말이다. 나는 자신에 대해 이전에는 알아차리지 못했던 부분들을 다루기 시작했다. 그냥 5년 동안 공부했기 때문에 그런 것들을 알아차릴 때가 된 것이고 다른 교사들도 5년을 공부하면 그 정도는 알아차리게 될 것이라고 얘기하는 사람이 있을지도 모르겠다. 하지만 솔직히 말해서 '있는 그대로 온전히 받아들이는 것'이야말로 그의 가르침의 핵심이라는 것을 알고 있다. 그리고 30년 넘게 그것을 지켜보면서 타미의 가르침에서 단 하나의 가장 독특한 요소를 꼽는다면 바로 '있는 그대로 온전히 받아들임'이

고 넌두잉*non-doing*을 훈련한다.
3 역자 주, 알렉산더 테크닉에서는 핸즈온 등의 활동을 흔히 '작업*the work*'이라고 말한다.

라고 생각한다. 그것은 매우 강력해서 나의 심각한 건염을 완전히 회복시켰다.

손목 건염은 타미와 다음과 같은 얘기를 나눈 후 회복되었다. 나는 타미에게 오랫동안 알렉산더 테크닉을 공부했는데도 왜 아직도 피아노 앞에 조금만 오래 앉아 있으면 아픈 느낌이 드는지 물어보았다. 타미는 그건 전부 내가 피아노를 대하는 태도attitude의 문제라고 답했다. 이 말을 듣고 나는 피아노 치는 것을 가치 있게 느끼기 위해 스스로 만들어낸 정체성에 대해 알게 되었다. 여기서 하기엔 좀 긴 이야기이다. 그러나 그것이 '나'에 대한 타미의 통찰이었고, 그 통찰 덕분에 나는 비로소 끌어안을 준비가 된 변화와 받아들임을 거쳐 '나'를 발견하고 '나'를 치유할 수 있었다.

나는 1992년 타미의 교사 과정을 졸업하자마자 그의 수업을 돕기 시작했다. 그의 수업을 도울 수 있는 것은 커다란 특권이었고 오늘날까지도 여전히 그것에 대해 감사하고 있다. 졸업생으로서 교사 과정에 참여하면서 그의 말들과 가르침, 그의 발전을 계속 반복해서 새롭게 경험할 수 있었다. 그 때와 마찬가지로 이 책에 쓰여진 말들도 마치 처음 듣는 것처럼 듣게 되어서 새로운 시각으로 받아들일 수 있었다.

지난 27년 간의 교사 경험을 통해 '알렉산더 작업'과 타미의 가르침 그리고 우리 모두의 내면에 있는 성장의 가능성에 대한 이해가 깊어졌다. 나는 학생들에게 한 번에 한 사람의 목neck을 자유롭게 해서 세상을 치유하기 위해[4] 알렉산더 테크닉을 가르친다고 늘 얘기한다. 그리고 나 혼자서는 충분히 많은 사람의 목neck에 접근할 수 없기 때문에 교사들을 가르치기로 결정했다고 말한다. 세상을 치유하고자 갈망하는 것 그리고 알렉산더 테크닉이 세상을 치유하는 데 잠재적인 역할을 가진 것으로 보는 것이 타미와 함께 있으면서 내가 배운 것이다. 모든 사람 안의 아름다움과 선함을 볼 수 있는 그의 능력은 그가 하는 말 속에 명백히 드러난다. 그는 그 말들을 언제나 나누어 왔고 여기에서도 나누고 있다.

이 책은 보석과 같다. 알렉산더가 발견한 원리들을 가능한 한 가장 명확하고 정직한 방식으로 탐구하고 가르치고자 하는, 지치지 않는 마스터 교사의 언어와 생각이 담겨 있다. 프랭크 피어스 존스*Frank Pierce Jones*[5]와 타미가 함께 보낸 시간의 영향력도 여

4　역자 주, 알렉산더 테크닉의 디렉션 중 첫 번째인 '목이 자유롭다'를 이야기한다. 데비 아담스는 이를 활용하여 '세 개의 목*three necks*'에 대해 즐겨 애기하는데, 관련 내용은 On Being and Doing 챕터에 나와있다.

5　역자 주, 제1, 2차 세계대전 중 *F.M.* 알렉산더와 그의 동생 *A.R.* 알렉산더는 미국에 머물렀다. 그때 프랭크는 *F.M.*과 *A.R.*에게 알렉산더 레슨을 받았고, 그 후에 알렉산더 교사가 되었다. 보스턴 터프츠 대학에서 교수로 재직하며 알렉산더 테크닉에 대한 과학적 연구 결과를 쓴 저널과 책을 통해 알렉산더 테크닉 발전에 기여했다. 이 책의 저자인 타미 탐슨의 스승이기도 하다.

기에 드러난다. 동시에 타미의 작업에는 새로운 가능성에 제한을 두지 않는 특별함이 있다. 그것이 우리 자신을 가능한 편안하게 마주할 수 있도록 따뜻하게 지지해 준다.

타미는 교사 과정에서 깊이 있는 스토리들을 나눈다. 이 스토리들은 타미의 삶으로부터 나온 이야기들이며 알렉산더의 가르침을 보다 분명히 이해하게 해 준다. 이 책은 그 이야기들을 통해 실제로 인생을 살면서 나온 지혜를 나누고 있다. 알렉산더의 인히비션*Inhibition*[6]을 설명하는 '정의하기를 보류하기*Withholding Definition*[7]'에서부터 당신이 가르치는 '그 사람의 아름다움을 보는 것*Seeing the Beauty of the Person*'에 이르기까지, 이 책은 당신을 아름다움, 온화함, 통찰, 받아들임, 그리고 변화가 있는 알렉산더의 세계로 이끌 것이다. 나는 그 여정을 당신이 즐기기를 바란다.

데비 아담스*Debi Adams*
보스턴, 매사추세츠주
2019년 7월

---

6   역자 주, *F.M.*알렉산더가 발견한 주요 원리 중 하나로, 자극과 반응 사이에서 즉각적이고 습관적인 반응을 잠시 하지 않는 것을 말한다.
7   역자 주, *F.M.*알렉산더의 발견인 '인히비션*Inhibition*'을 타미 탐슨은 '정의하기를 보류하기*Withholding Definition*'로 발전시켰다. On Withholding Definition 챕터 참조.

타미 탐슨*Tommy Thompson*의 서문

　　나의 아내 줄리는 2001년 결혼 기념일에 그녀만의 쉼터인 린든 코티지*Linden Cottage*에 나를 초대했습니다. 버지니아 블루리지 산맥의 린든 농장에 있는 작은 집이었습니다. 린든 코티지와 그 집에 딸린 200에이커의 땅은 그녀의 친구인 로버트 스트리니*Robert Strini*의 소유였습니다. 그는 그 집에서도 좀 떨어져 있는 헛간에서 조각가로 일하고 있었습니다. 2001년 이전의 7년 동안 줄리는 매 년 린든 코티지에 혼자 가서 아름답고 야생 그대로인 자연 환경에서 글을 쓰며 생각하는 시간을 보냈습니다. 나를 그녀만의 쉼터로 초대한 것은 예상하지 못했던 일이라 매우 특별하고 반가웠습니다. 그곳에서 그녀를 보니 린든 농장이 그녀에게 주는 마법을 아주 특별한 방식으로 온전하게 느낄 수 있었습니다. 그녀는 그 직후 말기 암 진단을 받기 전에 우리가 함께 보낸 주말이 그녀의 인생에서 가장 행복했다고 일기에 적었습니다. 나는 그 이후 밥 스트리니*Bob Strini*[8]와 친한 친구가 되었습

8　역자 주, 앞에 나온 로버트 스트리니와 동일 인물이다. 이때에는 친한 친구가 되었다는 것을 강

니다. 나중에 그에게 내 삶의 남은 시간 동안 줄리와의 결혼 기념일마다 그 작은 집에 머무르며 그녀와 함께 한 삶을 기념해도 될지 물었습니다. 그는 허락했습니다.

언젠가 그곳에 방문했을 때 새 한 마리가 집 안으로 날아들어와 갇혔습니다. 나는 새가 집 안을 날아다니다 상처를 입기 전에 밖으로 나갈 수 있도록 문을 열어 둬야 한다고 생각했습니다. 그러나 새는 집 안의 구석으로 날아가서 거기에 가만히 앉아 나를 바라보았습니다. 나는 부드럽게 양손으로 새를 감싸서 밖으로 날려 보내려고 했습니다. 신기하게도 그 작은 새는 그렇게 하도록 허용했습니다. 현관문에서 새를 공중에 날려주며 "자… 날아가."라고 말했습니다.

그러나 그 새는 내 손으로 돌아왔습니다. 나는 다시 말했습니다. "너는 새야, 하늘을 자유롭게 날아야 해." 그리고 다시 한 번 새를 공중으로 날려보냈습니다. 새는 또 돌아왔고 나는 자유를 향해 날려보내는 것을 몇 번 더 반복했습니다. 매번 새는 그 작은 발톱으로 내 손가락을 단단히 움켜쥐고 날아가기를 거부했습니다. 나는 '새'라는 관점에 사로잡혀 있었습니다. 그것은 하늘에 있어야만 하고 내 손에 걸터앉아 있으면 안 된다고 말입니다. 여전히 내 손에 앉아 나를 바라보고 있는 새를 근처 나무로 데려갔습

조하기 위해 로버트의 애칭인 밥을 사용하여 이름을 표기한 것으로 추정된다.

니다. 나는 새의 작은 발톱들을 조심스럽게 손에서 떼어 나뭇가지에 올려 두었습니다. "너는 새야." 나는 조용히 말했습니다. "여기가 네가 있어야 할 곳이야. 너는 자유롭게 날 수 있어." 그리고 집으로 돌아왔습니다.

작은 거실 안에 서서 내가 정의해 놓은 세계를 다시 생각해 보았습니다. "잠깐만, 나는 지금 나와 있으면서 나를 탐구해보고 싶어 하는 새와 소통할 수 있는 기회를 날려 버렸어. 누가 알겠어. 왜 그 새가 자유로운 하늘로 날려 보낼 때마다 돌아와서 여기에 있으려고 하는지."라고 혼자 생각했습니다. 새가 자신이 속해 있는 하늘로 돌아갈 자유가 있지만 동시에 그 새만이 알고 있는 이유로 내 손에 앉아 머물러 앉아 있을 자유도 있다고 생각했습니다. 자유에는 사실상 제한이 없습니다. 새는 어느 정도 나와 머물기로 결정했던 것입니다. 다시 나무로 뛰어나가 내가 돌아오기를 기다리는 새가 그곳에 있기를 바랐습니다. 아아! 새는 없었습니다. 내가 자유에 대한 한계와 범위를 정해 버렸기 때문에 기회를 놓쳤습니다. 내 의도가 이타적이긴 했지만 그 상황에는 전혀 맞지 않았습니다. 나 자신과 그 새를 정의했기 때문에 나는 흔치 않은 신성한 소통의 기회를 막았습니다. 갑자기 나도 모르는 사이에 삶의 상호 연결성 앞에 서 있었습니다. 마틴 루터 킹 박사의 "우리 모두가 현실에서 서로 연결되어 함께 살고 있는, 운명이라는 천 한 조각"임을 마주하고 있었습니다. 나는 '일상적인 신성함

sacred ordinary'을 제한했습니다.

　나는 독자들이 *F.M.* 알렉산더가 발견한 것들의 범위를 제한하는 것을 '자제하거나*inhibit*' '정의하기를 보류하기*withhold definition*'를 희망합니다. 알렉산더의 발견들을 잊지 않는다면 배운다는 것이 무엇을 의미하는지 다시 생각할 수 있습니다. 우리가 살고 있는 세계가 공유하고 있는 세계라는 것을 기억하십시오. 당신은 다른 사람들 안에서 진실로 당신 자신을 발견하게 되고, 다른 사람들도 당신 안에서 그들 자신을 발견하게 될 것입니다. 당신이 가르치는 것은 사실은 당신 자신이 필요로 하는 것입니다. 그리고 교사와 학생 사이의 '교환'에서 어떤 진실이 떠오르든 그것은 서로 자신을 발견하는 데서 옵니다. 학생이 받은 것을 교사도 그대로 받게 됩니다. 그리고 교사는 자신이 받은 것만을 줄 수 있습니다.

　이제 당신은 내가 표지 사진을 선택한 이유를 이해했을 것입니다. 스위스의 필라투스*Pilatus* 산 꼭대기에서 찍은 사진입니다. 이 사진은 알려진 것과 미지의 것, 예상되는 것과 예기치 않은 것, 습관적인 것과 습관적이지 않은 것, 성스러운 것과 일상적인 것 사이에서 선택하는 자유를 탐험할 때 발견하게 되는 섬세한 균형을 나타냅니다.

타미 탐슨*Tommy Thompson*
벨몬트, 매사추세츠주
2019년 7월

"일상적인 신성함*sacred ordinary*"이란 구절은 나의 아내 줄리 잉카 탐슨*Julie Ince Thompson*이 만들었습니다. 그녀는 자신의 시집, 『벌거벗은 것과 다섯 개의 다른 시들*UNCLOTHED and Five Other Poems*』(Buddenbrooks, Boston, 2005) 서문에서 그 말을 썼습니다. 이 책은 보스턴 예술 대학에서 그녀의 이름으로 주는 장학금을 위한 기금 마련을 위해 사후에 출판되었습니다.

———————— Tommy's memo about the cover image ————————

스위스의 루체른 근처에 있는 필라투스*Pilatus* 산 정상에서 까마귀가 한 사람이 뻗은 손으로 날아가는 것을 보았습니다. 그리고 우연히 새가 그의 손에 내려앉는 순간을 사진에 담았습니다. 이 사진이 커버 사진인 이유는 서문을 읽어보세요.

TOUCHING PRESENCE
터칭 프레즌스

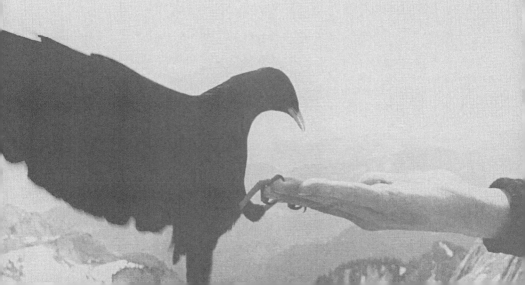

On the Beauty of the Person

개인의 아름다움에 관하여

줄리안 라지*Julian Lage*[9]가 교사 과정에 있을 때 누군가 내게 "사람들을 터치할 때 실제로 터치하는 것은 무엇인가요?"라고 물었습니다.

글쎄요, 실제로 터치하는 것? 그렇게 단호하게 물어보면 사실 잘 모르겠다는 생각이 들었습니다. 무엇을 터치하는지가 아니라 누구를 터치하는지 질문한다면 좀 더 분명해질 것입니다. 나는 그 질문에 답하기 위해 터치할 누군가가 필요했습니다. 그 날 아침 줄리안이 기타를 가져와서 그에게 기타 연주를 해달라고 부탁했습니다. 그리고 내가 그의 아름다움을 터치하고 있다는 것을 바로 알았습니다. 어느 누구나 실제로 자신이 누구인지를 탐험할 때 언제나 거기에는 아름다움이 있습니다.

---

9 줄리안*Julian*은 그래미상 후보에 오른 재즈 기타리스트이며 작곡가이다.

그래서 당신이 누군가에게 손을 올려놓을 때 실제로 터치하는 것은 그 사람의 아름다움입니다.

개인의 아름다움은 여러 부분에 내재되어 있습니다. 그 중 하나는 그 사람이 삶의 모든 상황들에 어떻게 반응하고 상호작용하는 것을 발전시켜 왔는지에 있습니다. 그 순간 그 사람의 존재 자체에 내재된 아름다움이 있습니다.

또 다른 아름다움은 그들의 잠재력에 있습니다. 그 사람이 습관적으로 스스로를 생각하는 모습이 무엇이든, 언제나 그가 생각하는 것과 무관하게 한없는 잠재력이 그 사람 안에 존재합니다. 당신은 그 무한한 잠재력의 아름다움을 터치할 수 있습니다.

———————

그 사람 안에 있는 잠재력을 터치하기 바랍니다. 그들의 사용을 바꿔서 누군가를 바로잡으려는 게 아니라 그 순간에 드러나는 그 사람을 보세요. 그리고 그들이 그 모습을 발견하도록 도우세요.

———————

교사로서 당신은 그저 놀라고 싶을 뿐입니다. 사람에게는 놀라운 면이 아주 많습니다. 사람들은 그들이 그토록 원해오던 것을 발견하기 위해 스스로 아름답게 준비되어 있습니다. 그것이 바로 당신이 보기를 원하는 것입니다. 그것은 그들이 스스로를 발견하는 잠재적인 순간에 보여주는 균형*poise*입니다. 그것이 바로 그 사람의 아름다움입니다.

당신이 거기에 있는 이유는 그 사람이 자기 자신이 되는 경험을 하고 있는 것을 깊이 인정하며 받아들이기 위해서입니다. 그들의 가치를 인정하며 받아들일 것이 아니라면 왜 그 사람을 터치하겠습니까?

On Being and Doing

존재하는 것과 하는 것에 관하여

'존재하는 것being'과 '하는 것doing'을 나누는 것은 잘못된 이분법입니다. 당신은 존재하고 나도 존재합니다. 당신은 하지 않을 수는 있지만 존재하지 않을 수는 없습니다.

당신이 무언가를 일부러 표출하려 하지 않고 굳이 억누르려하지도 않는다면 적절한 반응이 나타날 것입니다. '정의하기를 보류withholding definition'하면 더 많은 정보가 들어오도록 허용되기 때문입니다. 당신 안에는 거의 건드려지지 않은 깊은 정보의 우물이 있습니다. 그 우물은 당신이 어떤 일을 수행하거나 달성했기 때문에 생긴 것이 아닙니다. 당신이 아무 일을 하지 않아도, 특히, 자신이라고 생각하고 있는 스스로의 정체성을 강화하는 행동을 기꺼이 하지 않아도, 그저 당신으로 존재하기 때문에 생긴 것입니다.

태아 발달 초기에 내장과 소화 기관들, 최초의 신경계와 심장을 포함한 주요 생명 유지 기관이 이미 생겨납니다. 당신의 생명을 지원하는 중심 기관들이 발달하면서 팔과 손, 손가락 그리고 다리와 발, 발가락도 함께 발달하기 시작합니다. 처음에는 아주 작은 지느러미 같은 발이었지만 곧 우리의 욕망을 만족시키는 복잡한 관절로 된 팔과 다리로 바뀝니다.

우리 인간은 엄지손가락과 다른 네 손가락을 마주하여 능숙하게 사용하는 점에서 다른 생물과 구별됩니다. 이러한 능숙한 손재주와 놀라운 상상력으로 도구를 만들어 우리의 생각과 상상을 구체화합니다. 우리는 이 능력 덕분에 세상을 지배했지만 또한 '존재하는 것'을 희생하는 대가로 '하는 것'을 지나치게 강조하게 되었습니다. 이처럼 우리의 디자인[10]은 아담과 이브가 먹었던 금단의 사과와 같아서, '존재하는 것'과 '하는 것' 사이의 균형을 우리 스스로 한쪽으로 기울일 수 있게 되었습니다. '행동하는 당신 *the doing you*'이 있기 전에 '존재하는 당신*the being you*'이 먼저 창조되었습니다. 그것이 순서입니다. 여기서 중요한 점은 우리가 '하는 것'으로 스스로를 정의하려는 경향이 있다는 것입니다. '우리의 욕망보다 더 크거나 욕망과는 다른 무언가와의 관계 속에서 존재한다는 것'에 대한 지지와 신뢰를 희생하는 대가로 말이지요.

---

10 역자 주, 애초에는 '존재하는 것'과 '하는 것'이 수평을 이루며 똑같이 중요하게 다루어졌는데, 인간이 능숙한 손 덕분에 세상을 지배하게 된 대가로 '하는 것' 쪽에 지나치게 집중하게 되었다는 뜻

우리는 '스스로 만들어낸 것이 아닌 무언가' 외에는 속한다는 감각을 잃어버렸습니다. 이렇게 '우리의 욕망이나 우리가 만들어낸 것 이외의 무언가'와 아무런 관련이 없는 것처럼 살 때 우리는 고립된 삶을 사는 것처럼 느낄 것입니다. 이 때 스스로의 선택을 믿지 않게 됩니다. 왜냐하면 그 선택들은 당신이 과거에 인식한 것을 바탕으로 미래를 기대하는 것이기 때문입니다.

삶의 균형은 '존재하는 것'과 '하는 것'을 통합하는 데 있습니다. 그리고 그 균형은 자기 자신이 되기 위해 해야 한다고 느끼는 감각인 정체성에 의해 너무 자주 위태로워집니다.

주변과의 관계 속에서 자신이 어디에 있는지에 대한 감각이 없다면 결국 '하고 있는 것'이 당신의 '존재'가 될 것입니다. 정말로 그것이 당신인가요?

———————

우리는 현재에 존재하는 감각을 느끼며 지금 있는 곳에서 걸어가는 일이 거의 없습니다. 그 대신 가고자 하는 곳을 향해 걸어갑니다. 주의가 집중되는 방향으로 움직이는 경향이 있기 때문입니다. 균형 감각을 가지고 현재에 존재하는 감각을 느끼며 걷고 싶다면 어떻게 해야 할까요? 세 개의 목*necks*을 자유롭게 해

보기를 바랍니다. 데비 아담스*Debi Adams*는 유능한 알렉산더 교사로서 매사추세츠주 보스턴에 있는 보스턴 예술 대학에서 교사 양성 과정을 운영하고 있으며 나의 학교에서도 가르치고 있습니다. 그녀는 세 개의 목에 대해서 이야기하는 것을 좋아하는데 목과 손목 그리고 발목입니다. 목을 불필요한 긴장에서 자유롭게 하면 머리가 몸으로부터 멀어지며 자유롭게 움직일 수 있게 됩니다. 이때 머리가 척추를 덜 누르게 되고 척추가 길어지게 됩니다. 이 길어짐은 움직임의 모든 패턴에 전체적으로 긍정적인 효과를 가져옵니다. 또한 목이 자유로워지면 호흡도 자유로워집니다. 당신이 현재에 존재하고 있음을 느끼고 실제로 현재에 존재하도록 하기 위해 자유로운 호흡보다 더 좋은 것은 없습니다.

마찬가지로 손목을 자유롭게 하면 예전에 붙잡고 있던 모든 것들에서 손을 놓아주게 됩니다. 발목을 자유롭게 하면 지금 있는 곳에서 걸어가게 됩니다. 과거에 당신이 있었던 곳이나 미래에 가고자 하는 곳으로 걸어가는 대신에 말이지요.

'관계'를 떠나서는 '존재하는 것'에 대한 감각과, '하는 것'에 대한 감각도 가질 수 없습니다.

On Being in Relationship

관계 안에서 존재하는 것에 관하여

기본적인 진실로 돌아가면, 우리는 관계를 맺지 않고는 살 수 없습니다. 끝! 좋은 관계는 자신의 온전함을 유지하면서 앞에 있는 사람의 온전함을 기꺼이 인정하는 것입니다. 우리가 만나는 모두와 이런 관계를 만드는 세상을 상상해 보세요.

―――――

학생은 도움을 받기 위해 당신이 가르치는 공간에 옵니다. 그들은 신체적이고 감정적인 고통을 당신이 다루어주기를 원합니다. 그들은 이미 다른 곳에서 여러 번 도움을 받고자 했을 것이고 전과는 다르게 더 도움이 되기를 바랄 것입니다. 반드시 의식하고 있지는 않겠지만 그들은 자신의 어려움을 반복적으로 만드는 행동 패턴을 멈추게 해서 그들의 삶을 충족시켜줄 정보를 찾고 있습니다. 이전에 받은 정보가 완전하게 그들의 욕구를 충족시켰다면 그들은 그것에 만족하며 당신에게 오지 않았을 것입니다. 당신이 그들에게 제공해야 하는 것은 이제까지 그들이 받은 것과 같은 조언이나 연습이 아닌, 당신이 알고 있는 "사용_use"에 관한 것입니다. 나에게 '사용'이나 '적절한 사용'이란 몸이 가장 잘 기능하도록 디자인된 방식에 따라 행동하는 것을 의미합니다. 무언가를 할 때 몸은 생각, 감정, 지각의 질質_quality을 반영하기 때문입니다. 그렇지 않고 자기 자신이 되기 위해 해야만 한다고 믿는 행동 패턴을 따를 때, 당신은 원래의 디자인과 일치되지 않게 스스로를 사용합니다. 만약 당신이 습관에 사로잡혀 있다면 가장 적절한 반응을 선택하는 것은 어려울 것입니다. 하지만 성장하기를 바라는 나를 계속 잘 돌보게 되면 진정한 자신에게 더 가까이 다가가게 됩니다. 적어도 그렇게 될 가능성이 생깁니다.

과거 수 세기부터 현재에 이르기까지 우리에게 알려진 모든 가르침과 위대한 스승들을 몇 가지만 생각해 봐도 다음과 같습니다. 불교, 힌두교, 기독교, 이슬람교, 유대교와 테레사 수녀, 틱 낫한, 달라이 라마, 마리안 윌리암슨 등은 당신이 현재 하고 있는 것과 관련해서 자신이 어디에 있는지를 자각하도록 발전시키는 방법을 말합니다. 그러면 영혼의 진화라는 측면에서 자신이 하려고 하는 반응이 가장 적절한지 아닌지를 더 잘 결정할 수 있게 됩니다. 알렉산더의 가르침도 실질적인 도구를 제공하면서 정확히 똑같은 일을(당신 자신과 현재 하고 있는 일과 관련해서 당신이 어디에 있는지를 자각하도록) 합니다. 당신은 운동 감각을 지각하는 훈련, 다시 말해서 어떻게 운동 감각적인 느낌을 체계적으로 처리할 것인지에 대한 훈련을 받습니다. 그래서 습관적인 행동 패턴 때문에 영혼이 쉽게 진화할 수 있는데도 그러지 못할 때를 알아차릴 수 있게 합니다. *F.M.* 알렉산더가 이 마지막 부분에 꼭 동의할 것이라고 생각하지는 않습니다. 그러나 특히 지금과 같은 시대에는 많은 사람들이 동의할지도 모릅니다.

알렉산더 작업을 일상 활동에 적용한다는 것은 무엇일까요? 당신이 무엇을 하고 있는지 알아차릴 뿐만 아니라 그 일을 할 때 어떻게 사용하고 있는지 알아차리는 순간을 발견하는 것입니다. 그리고 다음에는 무엇을 할까요? 디렉션*direction*[11]을 주고 잘 될 것이라고 믿으며 스스로를 바로잡으려고 하나요? 그렇게 하는 대신 시간을 가지고 기다리세요. 당신이 다루는 것은 시간이 전부입니다. 그리고 사실 당신은 생각하는 것보다 훨씬 더 많은 시간을 가지고 있습니다. 시간에는 많은 공간이 있습니다. 그리고

---

11 *F.M.* 알렉산더가 발견한 주요 원리 중 하나로 의식적 디렉션이라고도 말한다. 의식을 인도하여 새로운 사용을 유도하는 방법이다. 가장 기본이 되는 디렉션은 다음과 같다. 1. 내 목을 자유롭게 허용한다. 2. 그래서 나의 머리가 앞과 위의 방향으로 향한다. 3. 내 척추가 길어지고 넓어진다.

나서 가장 당신일 것 같은 모습이 아닌 다른 사람이 되려고 변하기 위해 노력하기 보다는 시간이 가지고 있는 흐름 속으로 들어가 자기 자신이 되는 당신을 만나는 것을 스스로에게 허용하세요. 설거지를 할 때나, 당신의 자녀나 배우자나 사랑하는 사람이나 친구와 힘든 대화를 나눌 때, 자기 자신이 되는 당신을 만날 수 있습니다. 무엇을 하든 누구와 있든지 아주 짧은 순간에 스스로를 볼 수 있는 기회가 있습니다. 당신은 다른 길을 선택해야 한다는 것을 알면서도 어째서인지 항상 걸었던 같은 길을 또다시 걷고 있는 자신을 발견할지도 모릅니다. 무엇이든 잠시 '정의하기를 보류*withholding definition*'하고 그것이 당신이 강화시키고자 하는 모습인지 아닌지 결정하기 바랍니다. 단지 알아차리는 순간을 가지고 관계 속에 있는 당신을 인식하기 바랍니다. 그리고 이렇게 말해 보세요. "설거지를 하고 딸과 얘기를 하고 또다시 습관적으로 행동하는 경험을 하고 있는 이게 바로 나구나." 왜냐하면 가장 기본적인 수준에서 일어나고 있는 일은 이게 전부이기 때문입니다. 거기에 더 이상의 심오한 의미는 없습니다. 이것이 경험하고 있는 당신입니다. 당신의 경험을 정의하지 마세요. 경험하고 있는 당신을 온전하게 경험하는 것이 더 많은 정보를 줄 것입니다. 경험에 대해 애초에 의문을 갖도록 만든 방식인 이전과 똑같은 방식으로 자신을 사용할 때보다 훨씬 더 많은 정보를 줍니다. 경험하고 있는 자기 자신을 경험하는 방식은 당신 안에서 더욱 온전한 통합을 가져옵니다. 또한 이것은 이미 존재하고 있는 것, 즉 '정의하고 있는 것'보다 더 깊은 수준에 있는 당신을 다시 한번 상기시켜 줍니다. 어떤 일이 진행되고 있든지 그 관계 안에서 시간과 공간 속에서 자신이 어디에 있는지 알아차리는 순간을 가지기 바랍니다.

수업에서 드러나는 진실은 교사와 학생 간의 관계 속에 있습니다. 그 안에서 통찰이 일어납니다. 진실을 전해주는 것은 "내 가르침에 따라 인생을 살면 당신의 질문들이 모두 해결될 거야."라고 말하는 교사가 아닙니다. 그보다는 무엇이 되어야 한다는 어떠한 기대도 없이 자기 자신이 되는 당신을 만나는 과정에서 진실이 드러납니다. 이것은 학생과 교사 모두에게 '각자 그리고 함께' 적용됩니다. 이러한 관점에서 보면 교사는 교사라기보다는 학생이고, 학생은 학생이라기보다는 교사가 됩니다.

학생에게 핸즈온을 할 때 자기 존재의 본질과 고요하게 연결될수록 당신은 스스로의 욕망보다 더 크거나 다른 무언가와의 관계 속에서 존재하게 됩니다. 당신은 학생에게도 같은 것은 전달합니다. 그것은 학생 스스로가 편안하게 존재하는 감각인 더 큰 소속감입니다. 그리고 이러한 상태에 있을 때 당신의 터치는 조건적이지 않습니다.

누군가와 언어를 사용하거나 혹은 운동 감각을 통해 대화를 나눌 때 그 사람이 말하는 것에 귀를 기울여야 합니다. 만약 당신이 그들에게 귀를 기울이고, 모든 생명의 근원인 성스럽고 보편적이며 깊은 무언가에 닿았다는 것을 안다면… 정말로 손을 뻗어오는 누군가와 대화를 나눌 때… 신성한 신뢰가 존재합니다. 만약 그 정도로 신성한 수준에서 연결되었다고 느낀다면 당신이 방법을 알든 모르든 상관없이 아주 깊이 있는 소통을 할 수 있습니다. 그냥 귀를 기울이기 바랍니다. 다른 사람에게 귀를 기울이는 것보다 당신이 줄 수 있는 더 큰 선물은 없습니다. 모든 사람들은 그들이 말해야 하는 것이 무엇이든 그 이야기를 들어주기를 원하고 당신은 그래야만 합니다. 그리고 이것이 바로 당신이 터치하고 있는 사람입니다.

만약 오직 하나의 진실만 있다면 나는 그것이 무엇인지 모릅니다. 그러나 존재와 관계를 인정하는 원리들을 당신이 더 깊이 받아들이면, 누군가를 만났을 때 당신이 해야 할 일은 그저 그 순간 그들과 함께 하는 것뿐입니다. 그들은 준비된 상태와 관심사의 정도에 따라 그저 드러날 것입니다. 당신은 그들에 대하여 어떤 것도 알 필요가 없고, 당신이 해야 할 일은 그저 그 순간 그들과 함께 있도록 분명하게 깨어있으며 할 일을 하는 것입니다.

만약 하나의 진실이 있다면 그것은 우리가 관계 안에서 존재한다는 것입니다. 나는 내 앞에 있는 사람의 아름다움을 찾으며 내 삶을 이끌어 나가기를 원하고, 이 관계를 나 자신과 나누고 싶습니다.

———————

우리는 당신이 무언가를 '할' 때 '지지를 받으며 존재하는' 법을 가르칩니다. '무언가를 하는 동시에 존재하는 것'입니다.

나는 정체성을 가지고 있습니다. 그러나 때때로 그 정체성은 내가 그저 존재하는 것을 알아차리는 '고요한 지지의 상태*the still point of support*'로 대체됩니다.

자기 사용의 모든 측면에서 생각하고 느끼는 모든 것들에 대한 경험은 몸에 반영됩니다. 당신은 몸을 떠나서는 경험할 수 없습니다. 몸을 떠나지 않는 한 그러한데, 이것은 또 다른 논의의 주제입니다.

나는 알렉산더 작업을 '실용적으로 의식 적용하기*Applied Practical Consciousness*'라고 부르기 시작했습니다.

———————

당신은 바다의 일부로 시작합니다. 그리고 전체로부터 당신을 구분 짓는 일련의 행동들을 발달시키면서 파도가 됩니다. 그러나 당신이 전체로부터 분리된 것은 아닙니다. 파도가 현재의 그 형태로 영원히 존재하기를 원하며 커피 한 잔을 마시러 가겠다고 결정한다면 어떻게 될까요! 당신은 그 모습으로 정체성 전부를 만들 것입니다. 그러나 그것은 불가능합니다. 파도는 바다의 일부로 남아야 합니다.

On Withholding Definition

정의하기를 보류하기에 관하여

우리는 종종 "초콜릿 케이크는 맛있어.", "직원 회의는 지겨워." 와 같이 상황이나 사람 또는 사물에 대해 매우 빠르게 정의를 내립니다. 그러나 어떤 것이든 일단 정의를 내려버리면 우리 자신과 그 대상 사이에 필터를 두게 됩니다. 이 필터는 우리의 정의를 더욱 확실하게 하는 정보부터 우선적으로 들어오게 합니다. 어떤 의미에서는 경험에서 정보를 얻기 보다는 우리가 기대하는 것을 바탕으로 경험한다고 할 수 있습니다. 그러나 아주 조금이라도 정의하기를 보류할 수 있다면 상황과 사람 또는 사물에 대해 더 많은 정보를 알 수 있습니다. 초콜릿 케이크를 '맛있다'고 정의하고 두 번째 케이크 조각을 게걸스럽게 먹어 치우는 대신 케이크의 맛을 제대로 음미할 수 있을 것입니다. 어쩌면 케이크가 너무 달아서 실제로는 그리 좋아하지 않을 수도 있고, 아니면 정말 맛있어서 진심으로 맛본 후 한 조각으로 만족할 수도 있습니다. 횡설수설하며 말하는 동료를 짜증스럽다고 정의하고 그가 말하는 것을 모두 무시하는 대신에, 오늘은 그가 무언가 중요한 얘기를 하고 있다는 것을 알게 될 수도 있습니다.

정의하기를 보류하는 것은 움직임과 신체 활동의 영역에도 적용됩니다. 체육관에서 역기를 들기도 전에 미리 예상해서 힘을 쓰는 사람을 얼마나 자주 보았습니까? 움직임과 관련해서 정의하는 것을 보류한다면 우리는 필요한 힘의 양을 미리 결정하지 않을 것입니다. 어떤 근육들을 어떤 순서에 따라 어떻게 움직일지 미리 결정하지도 않을 것입니다. 그 대신 움직임이나 행동에 대한 의도를 가능한 한 명확하게 하고 매 순간 실제로 무엇이 필요한지를 우리의 시스템[12]이 결정하도록 합니다.

'정의하기를 보류하기withholding definition'와 F.M.알렉산더의 '인히비션inhibition' 개념은 어떻게 다를까요? 어떤 면에서 그 둘은 매우 비슷합니다. 본질적으로 둘 다 자극에 대한 습관적인 반응을 강화하지 않는 것과 관련이 있습니다. 그러나 몇 가지 차이점들도 있습니다. F.M.과 그의 제자들의 글을 보면 그는 인히비션을 자제하거나 자제하지 않는 일종의 이분법적인 시도로 보는 것 같습니다. 그의 학생들은 '자제하기inhibition'를 아주 자주 실패했고, 이는 교사와 학생들 모두를 꽤 좌절감에 빠지게 했다고 그와 제

---

12 역자 주, 몸.

자들은 말했습니다. 그에 반해서 '정의하기를 보류하기'는 좀 더 유연하고 유동적입니다. 그것은 정의를 내리는 정도를 줄이는 것으로 생각할 수 있는데, 어느 정도까지 정의할 것인지 항상 조절할 수 있습니다.

인히비션과 정의하기를 보류하는 것의 두 번째 다른 점은 우리가 '그 다음'이라고 부르는 영역입니다. 알렉산더가 쓴 글에 따르면 학생은 '자제'하면서 교사의 손이 그를 옳은 패턴으로 이끌도록 합니다. 그 때 학생이 디렉션을 주거나 또는 옳은 일_the right thing_이 저절로 일어납니다. 방법이 무엇이 되었든 자신을 사용하는 하나의 옳은 방법이 있고 그것을 찾기 위해 여러 가지 기술들을 사용하는 것이 기본 생각으로 보입니다. 그와는 달리 정의하기를 보류하면 옳은 방법이 하나만 있지 않습니다. 우리는 환경 또는 다른 사람들과 보다 적절한 방식으로 상호 작용하기 위해 항상 노력합니다. 그래서 모든 관계 안에서 지속적으로 우리의 반응과 상호 작용을 미세하게 조정하기를 원합니다. 정의하기를 보류하는 것은 기술이라기 보다는 마음가짐입니다.

그 다음 차이점은 다소 이해하기 힘들고 미묘합니다. 내용이라기보다는 강조점 중의 하나인데, 인히비션에 대한 그의 저술에서 알렉산더는 구부정함_pull-down_ 또는 일종의 신경근 패턴을 자제하는 것을 매우 자주 강조했습니다. 물론 우리는 심신 통합체이기 때문에 신경근 패턴은 생각과 감정 패턴을 포함하는 통합된 전체에 속합니다. 하지만 알렉산더는 외부 자극에 대한 반응에서 주로 신체적으로 가장 많이 접근했습니다. 정의하기를 보류하기도 마찬가지로 통합된 전체에 적용합니다. 그러면서 일반적으로 외부 자극이 들어올 때 반응에 대한 강조점을 생각하는 과정 쪽으로 약간 옮깁니다. 보다 분명하게 말하면 인히비션과 정의하기를 보류하는 것 모두 전체에 작용하고 영향을 끼칩니다. 하지만 자아의 의식적, 인지적인 부분은 우리가 하고 있는 일을 더 잘 이해하고 인정하는 방법으로써 선택적으로 어느 한 측면을 더 강조할 수 있습니다.

정의하기를 보류하기는 우리가 삶에 얼마나 적용할 수 있는지와 상관없이 엄청난 힘을 가지고 있습니다. 만약 당신이 넘기 어려운 벽 앞에 서 있다면 정의하기를 보류함으로써 이를 해결할 문이 생길 수 있습니다. 최소한 창문 하나라도 말입니다.

———————

아마 30년쯤 전에 내가 알렉산더 테크닉을 가르치기 시작한 지 얼마 안 됐을 때로 기억합니다. 한 남자가 초콜릿 쿠키를 중독적으로 먹는 습관을 고치고 싶어서 나에게 왔습니다. 비슷한 시기에 밤마다 와인을 서너 잔씩 마시던 어떤 여자는 딱 한 잔만 마시고 싶어 했습니다. 정의하기를 보류하기라는 생각을 발전시키기 전의 일입니다. 나는 각각의 학생들과 알렉산더의 전통적인 방식인 인히비션으로 작업했습니다.

학생들은 초콜릿 또는 술에 대한 중독 때문에 오히려 와인이나 쿠키의 진짜 맛을 즐기지 못하고 있다는 것을 깨달았습니다. 그 사실을 안 것만으로도 당시에는 만족스럽고 충분했습니다. 인히비션하면서 그들은 실제로 와인 또는 쿠키를 음미하였고 계속 먹거나 마실 필요가 없다는 것을 알게 되었습니다. 30년 전에는 이렇게 작업했습니다.

몇 년 후, 그 남성이 나와 공부를 끝내고 시간이 꽤 지나고 난 후 나에게 그 이후의 이야기를 해 주려고 찾아왔습니다. 그의 쿠키 중독은 더 깊고 매우 심각한 중독을 가리기 위한 것이었고 이는 그의 삶과 가족과의 관계를 거의 파괴하였다고 합니다. 돌이켜 봤을 때 우리가 인히비션 대신 정의하기를 보류하는 방식으로 작업했다면 무언가 달라졌을까요? 그러면 그가 "나는 누구지?"라는 질문을 하게 되고 그의 '개인적 서사*personal narrative*'를 바꿀 수 있는 가능성이 생기지 않았을까요? 알 길이 없지만 궁금해집니다.

———————

문제를 해결하려고 할 때도 문제를 만들었을 때와 똑같은 방식으로 스스로를 사용한다면, 문제는 그대로 남아 있을 것입니다.

───────────────

정의하기를 보류하는 것은 마음의 유동성에 관한 것입니다.

───────────────

정의하기를 보류하기는 가르칠 때 특히 비판적이지 않은 접근 방식입니다.

───────────────

내가 특정한 방식으로 습관적인 행동을 하는 경향이 있다는 것을 알고 있다면, 그리고 그 행동을 하기 시작할 때, 신경학적인 관점에서 보면 습관적으로 하던 것을 안 하기 위해서 스스로를 억제할 필요가 있을지도 모릅니다. 이럴 때 알렉산더의 방법은 자제하는 것입니다. 그리고 디렉션을 주는 동안 계속 자제를합니다. 디렉션은 '자제하는 순간'의 일부분이자 한 세트입니다. 알렉산더는 결과에 만족할 때까지 자제할 것입니다. 나는 결과를 우선적으로 생각하지 않습니다. 내가 탐구하고자 하는 것은 나라는 존재의 신비로움입니다. 나는 그 신비를 풀려고 노력하지 않습니다. 신비를 굳이 풀지 않고도 충분히 존재의 신비로운 그 자체를 인정하고 받아들일 수 있습니다. '정의하기를 보류하기'라는 아이디어는 그렇게 해서 발전했습니다. 알렉산더의 '인히비션'에서 너무 자주 발견되는 결과 지향성에 반대했기 때문입니다.

———————

만약 당신이 자제를 한다면, 즉 평소 하던 것을 하지 않는다면 주위로부터 더 많은 정보를 얻을 수 있습니다. 만약 당신이 습관적인 신경학적 정보로부터 자유롭지 못하다면 당신의 목은 어떻게 자유로워질 수 있을까요? 당신이 익숙한 방식으로 행동하지 않는 순간에 신경계는 항상성에 따라 재설정하는 시간을 가집니다. *F.M.* 알렉산더에게 자제할 때 해야 하는 일은 디렉션을 주는 것입니다. '정의하기를 보류하기'는 *F.M.*의 '인히비션'이 올 자리를 차지하고, 사실상 인히비션에 앞서 진행되며, 궁극적으로 인히비션과 통합됩니다. 정의하기를 보류할 때 당신은 평소보다 생각할 시간이 더 많아지며, 그렇게 생각하는 동안 당신의 신경계는 보다 더 결심을 단단하게 합니다.

———————

나에게 '자제하는 순간'의 중요한 부분은 언제나 자제하는 행동을 하는 사람에게 그 행동의 최종 결과도 맡겨져 있다는 사실입니다. '어느 정도까지 자제할지'에 대해 당사자가 결정하는 것입니다. 자제하는 행동은 무언가를 하는 것이라기보다 마음의 상태에 더 가깝습니다. 그것은 당신이 더 이상 계속해서 강화하고 싶지 않은 것을 알아차리는 순간에 일어납니다.

———————

　때때로 번개같이 빠르게 정의를 내려야 하는 순간이 있습니다. 차가 당신을 덮치려고 할 때는 길에서 재빠르게 벗어나야 합니다. 그러나 정의하기를 보류하는 것을 연습하면 더 정확하게 정의를 내리는 것에 능숙해진 자신을 발견할 것입니다. 그리고 더 많은 정보를 받아들이는 것을 허용했기 때문에 더 큰 그림을 볼 수 있습니다. 예상하지 않고 바라보면 더 많은 것이 보입니다. 이러한 정보는 당신이 과거에 경험했던 것들과 현재 진행 중에 당신이 경험하고 있는 상태를 모두 포함합니다. 정의하기를 보류하는 연습을 하면, 궁극적으로 당신은 삶에서 접하는 모든 것에 대해 지금까지와는 다르게 보게 될 것입니다. 무엇이든 당신이 존재하는 현재의 순간을 포함하여 생각하게 됩니다.

———————

정의하는 것의 필요성을 덜 가질수록 당신은 예상한 것에 덜 집착하게 됩니다. 정의를 내릴 필요성을 강하게 가질 때 당신은 기대하는 결과에 더욱 집착하게 됩니다. 그러면 어떤 것들을 새로운 시각에서 바라보지 못하고 심지어 있는 그대로 바라볼 가능성마저 적어집니다.

자신에 관하여

우리에게는 최소한 두 가지 면이 있습니다. 지금 일어나고 있는 일과 관계 맺고 있는 자신과, 그리고 상수로서 일정하게 변하지 않는 자신입니다.

많은 사람들은 스스로 그래야 한다고 생각하는 모습의 자신을 만드는 데 항상 매달립니다. 우리는 지금 이 순간 우리를 둘러싼 환경과 관계한 스스로에게 더욱 집중할 필요가 있습니다. 당신이라는 사람은 오로지 주어진 순간에 존재하고 있고, 이 순간이 당신 정체성의 총합이기 때문입니다. 이 사실은 나의 아내가 세상을 떠났을 때 명확해졌습니다. 삶의 마지막 날에 그녀는 침대에 누워 있었고 다른 사람의 도움 없이는 움직일 수 없었습니다. 그런데 갑자기 그녀가 "일어나야겠어." 라고 했습니다. 그녀는 평생을 무용수로 살았기 때문에, 한때 그토록 사랑했던 땅에 발을 딛고 있었다는 것을 기억하며 다른 사람의 도움 없이 혼자 서는 경험을 마지막으로 하고 싶었던 것입니다. 호스피스 간호사가 그녀를 침대 밖으로 일어서게 하려 했지만 성공하지 못 했습니다. 간호사에게 내가 아내를 도와주어도 될지 물었습니다. 나는 그녀가 다른 사람이 일으켜 세워주는 것보다 자신의 힘으로 혼자 일어서고 싶어 한다는 것을 알았습니다. 그래서 호스피스 침대 위로 손을 뻗어 학생을 테이블에서 일으켜 세우는 방식으로 그녀가 일어나도록 도왔습니다. 그 순간 엄청나게 강렬하고 다소 압도적인 깨달음이 밀려왔습니다. 내가 이전에 계속해 오고, 배우고, 되었던 모든 것들이 이 순간 나의 아내에게 이 마지막 선물을 주기 위해서 나를 준비해 온 것임을 이해했습니다. 바로 그 순간 그녀의 바람을 이루어 주는 것 외에는 내가 존재할 다른 이유가 없었습니다. 예전에 내가 해 온 모든 경험들은 어떤 다른 순간도 아닌, 바로 이 순간의 나를 준비시키기 위함이었습니다. 단지 그것이었습니다. 오직 이것만이 존재하는 유일한 진실이었습니다. 한때는 춤만을 알았던 두 다리로, 마지막으로 한번 스스로 서는 것을 소망하는, 가능할 것 같지 않은 그 일을 바라는 그녀를 나는 지지해 주었습니다. 그리고 나서 그녀는 다시 침대에 쓰러졌습니다. 그 순간이 바로 나의 진정한 소명을 받는 순간이었고, 내 정체성의 총합이었으며, 내가 해 왔던 모든 것들이 그 순간의 단 한 가지 일을 위해서 나를 준비시켰다는 것을 알았습니다. 그런 경험은 처음이었습니다. 정말 축복받은 기분이었습니다.

그리고 오늘날까지도 그녀가 내게 주었던 그 선물 덕분에 여전히 축복받고 있습니다. 당신이 해야 할 일은 인생의 사건들에 반응하는 방식이 바로 그들 자신이라는 것을 이해하는 그 순간을 알아차리도록 사람들을 이끌어 주는 것입니다. 그들의 정체성은 변할 수 있고 고정되어 있지 않습니다.

"자기의 사용"은 보통 우리 모두에게 보편적이고 공통적인 맥락에서 볼 수 있습니다. 그러나 또한 각 개인마다 고유한 관점으로 자기의 사용을 바라볼 수도 있습니다. 개인의 고유성은 우리를 분리하지 않고 통합시킵니다.

사람들은 종종 우리가 생각하는 방식으로 행동하지 않습니다. 우리도 종종 다른 사람들이 바라는 방식으로 행동하지 않습니다. 만약 당신이 정말로 어떤 판단도 하지 않고 자신을 어떻게 사용하는지 알아낸다면 당신이 머물고 싶지 않은 곳을 훨씬 쉽게 넘어설 수 있게 될 것입니다. 다른 사람과 작업할 때 나는 어떠한 순간에도 그들이 스스로를 알아차릴 수 있도록 노력합니다. 당신은 그들 각각의 고유성을 볼 수 있고 그것에 터치합니다. 모든 사람은 특별하기 때문에 그렇게 해야만 합니다. 어느 누구도 지구상의 다른 누군가와 같은 방식으로 상황을 보지 않습니다.

정말로 그 사람을 있는 그대로 본다면 그들은 있는 그대로 보여졌기 때문에 변화할 것입니다. 사람들은 보통 자신의 고유성을 찾고 싶어서가 아니라 통증 때문에 당신을 찾아옵니다. 사람들이 세상 속에서 스스로를 바라보는 방식은 그들의 사용에 반영됩니다. 우리가 해야 한다고 생각하는 일에 자신을 맡기면 보통은 지지를 받고 있다는 감각을 잃게 됩니다. 당신은 세상속에서 스스로를 바라보는 방식, 즉 문제의 원인이 될지도 모르는 그 무엇을 즉시 다루기를 원합니다. 그러나 첫 단계는 그것에 대해 어떤 시도도 하지 않고 그저 인정하는 것입니다. 변화는 알아차림과 함께 시작됩니다. 그리고 나서 그 패턴을 강화하는 것을 멈추도록 인히비션(자제)하기 바랍니다.

몸은 우리가 하려고 하는 일을 지원하기 위해 있어야 할 곳을 알고 있습니다. 문제는 우리가 필요하다고 생각하는 곳에 몸을 두고 있는 것인데 이것이 정체성입니다. 하지만 그 정체성은 세상과 작별 인사를 나눌 때 당신이 갖고 있기를 원하는 모습이 아닐지도 모릅니다.

일단 당신이 자기의 사용*the use of the self*의 의미를 알게 되면, 둘 중 한 방향으로 가게 됩니다. 하나는 당신이 누구이고 무슨 일을 하든지 당신의 일을 더 잘하게 될 것입니다. 다른 하나는 당신에게 마음의 평화를 주는 자신만의 새로운 면을 발견하게 될 것입니다. 두 가지 모두 가치가 있습니다.

———————

나에게 정체성이란 알렉산더 작업의 본질입니다. 당신이 누구인지에 대한 깊은 감각을 보다 정교하게 만들어가는 것입니다. 당신은 정의되지 않은 채 존재할 수 있지만, 정체성 없이 존재할 수는 없습니다. 다시 말해서, 당신에 대한 '정의*definition*'를 붙잡으려는 필요성을 놓아버려도 당신은 자신의 자아*Self*를 잃지 않습니다. 당신은 정의하기를 보류하고도 여전히 당신의 정체성을 유지할 수 있습니다.

대부분의 사람들은 어떻게든 스스로를 정의하기를 원합니다. 강력하게 정의하기는 경직성을 만들어 냅니다. 당신은 엄격하게 도덕적인 사람이 되거나, 완고하게 부도덕한 사람이 될 것입니다.

———————

대부분의 사람들은 자신에게 조금 더 쓸모있는 사람이기를 은밀히 원하는 것 같습니다. 어려운 시기에는 내면의 더 깊은 잠재력을 활용하는 것이 과거에 효과가 있었던 것에 의존하는 것보다 더 나을 수 있습니다. 과거에 효과가 있었던 것은 현재 상황에

도움이 되지 않을 수도 있기 때문입니다. 이렇게 잠재력을 사용하게 되는 것은 주변 사람들 모두에게 똑같이 매력적일 것입니다. 왜냐하면 잠재력을 탐구하기 위해 습관적인 반응을 넘어서서 상황에 더 적합한 반응을 찾는 이점을 당신이 보여주기 때문입니다.

당신에게 주어진 첫 번째 선물은 삶*life*입니다. 두 번째 선물은 자신*self*입니다. 진실되고 통합된 자아는 자아와 무아를 구별하지 않고 존재하는 모든 것의 일부가 됩니다. 아무도 당신과 똑같이 생각하고 느끼고 이해하지 않습니다. 당신이 이 고유성을 잘 돌본다면 당신이 진정으로 누구인지를 알게 될 것입니다. '자기의 사용'은 자신이라는 선물을 되찾는 방법입니다. 당신이 잘 돌보고 싶은 자신, 즉 당신에게 가장 가까운 자신의 모습으로 말이죠.

그리고 당신이 세상 속에 있는 동안 자신을 경험하는 것은 몸을 통해서입니다.

On Compassionate Teaching

온전히 인정하고 받아들이는
가르침에 관하여

프랑스에서 수업을 할 때 누군가가 "콰지모도*Quasimodo* [13]는 어쩔 수 없는 신체적 기형을 가지고 있는데 그와 어떻게 작업할 수 있나요?"라고 물었습니다. "당신은 콰지모도를 좋지 않은 사용을 하는 사람으로 보나요? 아니면 사랑에 빠진 한 남자로 보나요?" 라고 답했습니다. 사랑에 빠진 남자에게 손을 올려 놓는다면 무엇을 해야 할지 알게 될 것입니다. 그의 정체성을 습관적으로 규정하는, 기형인 몸에 손을 올린다면 그의 신체적 한계로 인한 짝사랑의 고통에 그를 가둘 것입니다. 어떤 신체적인 제한도 당신이 누구인지에 대한 표현을 제한하지 않습니다. 콰지모도는 그의 신체적 한계 안에서 공간을 충분히 잘 경험했을 것입니다. 그

---

13 콰지모도*Quasimodo*는 빅토르 위고의 소설 『노트르담의 꼽추』에서 주인공인 꼽추이다. 파리 시민들은 그를 괴물이라고 무서워하지만 사실 그는 따뜻한 마음씨를 가지고 있다. 아름다운 에스메랄다*Esmeralda*를 향한 그의 짝사랑이 책의 주요 주제이다.

것은 그가 이전에 자신을 규정하고 있던 것을 사랑의 힘으로 훨씬 뛰어넘을 수 있게 해 주었습니다.

――――――――

온전히 인정하고 받아들이는 반응을 이해하기 위해서 당신은 공감해야 합니다. 하지만 공감만으로는 위로 이상의 것을 주기는 어렵습니다. 온전히 인정하고 받아들이는 것은 반드시 공감에서 시작하지만 위로를 표현하는 것이 문제를 해결하지는 않는다는 것도 이해해야 합니다. 단지 사람들의 고통을 함께 느끼기만 하는 것은 그 고통을 해결하는 데 도움이 되지 않습니다. 온전히 인정하고 받아들이는 것은 기대했던 것 이상을 제공한다는 점에서 공감을 훌쩍 뛰어 넘습니다. 당신의 행동 패턴을 어떻게 버릴 수 있을까요? 온전히 인정하고 받아들이면 가능합니다. 언제나 그렇습니다. 그 패턴대로 행동하고 있는 스스로를 인정하고 받아들이기 바랍니다. 과거와 지금의 당신을 나누려고 하지 마세요. 이것이 내가 생각하는 온전히 인정하고 받아들이는 가르침입니다. 지금까지 당신이었던 모습들을 모두 인정하지 않고는 앞으로 가능한 당신의 모습도 결코 알지 못 할 것입니다. 그것은 당신이 되기 위한 준비 과정이었습니다.

그것은 자신을 온전히 인정하고 받아들이는 것으로 시작합니다. 스스로를 온전히 인정하고 받아들이지 못 하면 어떤 다른 사람도 진심으로 온전히 인정하고 받아들이지 못 합니다. 처음 교사 과정을 시작했을 때 당신이 중점을 두었던 것은 다른 사람이 아니라 바로 당신이었다는 것을 기억하기 바랍니다. 다른 사람으로 인해 당신 자신을 잃지 마세요. 다른 사람 안에서 당신 자신을 찾기 바랍니다. 왜냐하면 항상 당신은 거기에 있기 때문입니다.

On Bringing the Work to the Person

작업을 개인에게 가져가서 하는 것에 관하여

알렉산더 작업의 대부분은 학생에게 알렉산더 경험을 하게 하는 것입니다. 보통 존재의 편안함과 깊은 통합감을 극적으로 경험합니다. 그리고 이것은 그들이 모방하고자 하는 모델이 됩니다. 이런 방식이 사람을 알렉산더 테크닉에 맞춰 작업하는 것입니다. 그러나 나는 알렉산더 테크닉을 사람에게 가져가서 작업하는 것이 어쩌면 더 적절하다고 생각합니다. 당신은 학생이 습관에 의존할 준비가 되어 있건 또는 주어진 자극에 완전히 다른 방식으로 반응할 수 있건 간에 그가 자신으로 드러나도록 합니다. 그들이 스스로 변할 수 있는 가능성을 지지해 주면 그들은 선택합니다.

그 사람을 드러나도록 하려는 생각이 다음에 무엇을 해야 할지 알려줄 것입니다. 당신은 끊임없이 드러나는 신비로움에 놀랄 것입니다.

한 부위의 근육 긴장을 분산시키기 위해 근육 조직이 길어지도록 적절한 압력으로 자극하는 순간, 나는 즉시 학생이 그 정보를 어떻게 처리하는지 살핍니다. 그 순간은 온전히 학생의 것입니다. 내가 그 사람에게 귀를 기울일 때 나는 그 경험과 함께 합니다.

On Finding the Fit

적합함을 찾는 것에 관하여

"적합함을 찾다"는 개념은 내가 독일 프랑크푸르트에서 워크숍을 할 때 나왔습니다. 한 참가자가 알렉산더 테크닉 작업의 신비를 풀기 위한 열쇠가 있냐고 물었습니다. 나는 "열쇠는 없지만 자물쇠를 찾기 시작하면 열쇠는 나타날 것이다."라고 대답했습니다. 이것은 자물쇠가 열쇠에, 열쇠가 자물쇠에 딱 들어맞는 것처럼 사람에게도 맞추어 터치하는 생각을 하게 하였습니다.

적합함을 찾을 때 가장 먼저 생각할 것은 상대방의 몸에 당신의 손을 맞추는 것입니다. 그러나 손의 모양을 만들지 않고도 맞출 수 있는데 바로 상대방을 터치하면서 상대방에게 터치될 때입니다. 터치하면서 터치를 받는다는 것은 무엇일까요? 우리가 누군가를 터치하기 위하여 손을 올려놓을 때 우리 역시 그들에게 터치를 받고 있다는 사실을 인정하는 것입니다. 당신은 오직 받은 것만 줄 수 있기 때문입니다.

적합함과 함께 하는 작업은 '하는 것'을 덜 하게 합니다. 적합함을 찾으면서 누군가를 터치하면 모든 생명체와 지구의 통합을 깊이 인식하게 됩니다. 이러한 '통합'은 틱낫한*Thick Nhat Hanh*이 얘기했던, 우리 각자가 모든 생명과 상호 작용하고 있고 그래서 궁극적으로는 모든 것이 '되어지는' 과정에 있기 때문에 '우리가 의도적으로 할 것이 많지 않다'는 의미의 '인터빙*Interbeing*' 개념과 비슷합니다.

적합함을 찾다 보면 신체의 모든 움직임의 패턴들이 서로 연관되어 있음을 알게 됩니다. 변화가 생길 때 그 변화에 계속 적합하게 맞추게 되면 신체는 무엇을 하든지 자신만의 고요한 지지의 상태를 찾게 됩니다. 변화가 일어날 때 그 변화에 계속 맞추면서 머리와 목을 자유롭게 하여 척추의 흐름에 따른 움직임을 이해하게 되면 당신은 더욱 깊은 통합에 이르게 될 것입니다. 그 통합이 깊어질수록 학생은 진실로 자신이 누구이고 그들이 만들어내고 있는 사람이 누구인지 더 잘 알게 됩니다. 왜냐하면 당신 디자인의 본질 중 일부는 지구에서 살아있는 것의 의미를 경험하고 처리하도록 되어 있기 때문입니다.

적합함을 찾는 것이 어렵다면 다시 자신에게로 돌아가기 바랍니다. 당신은 얼마나 더 정의하기를 보류할 수 있고 다른 사람에게 진심으로 귀를 기울일 수 있나요? 당신 안이 더 고요해질수록 적합함을 더 쉽게 찾을 것입니다. 적합함이란 바로 지금을 위해 예상하고 기대하는 것을 놓아버리는 능력입니다.

적합함을 찾는 것은 현재 그 사람이 있는 곳에서 그를 만나는 과정*means-whereby*[14]입니다.

---

14 역자 주, '진행 과정'으로 해석되는 알렉산더 테크닉의 기본 원리로 목표 지향적 태도인 *end-gainig*과 함께 쓰이는 개념으로 과정 중심적 태도를 의미한다.

습관에 관하여

모든 습관은 정체성과 관련되어 있습니다.

―――――――――

우리가 습관적인 반응에서 자유로워지려면 어떻게 해야 할까요? 가장 먼저 해야 할 일은 그저 관찰하는 것입니다. 그리고 당신이 하는 상호 반응의 목격자가 되는 것입니다. 당신은 거의 똑같은 상호 반응을 하고 있나요? 당신이 항상 습관대로 살고 있다면 습관을 느끼거나 알아차리는 것은 매우 어렵습니다. 습관에서 벗어났을 때에만 그것을 느낄 수 있습니다.

습관을 바꾸기 위해서 당신은 사용 패턴을 바꿔야 합니다.

만약 당신이 깊은 수준에서 정말로 생각을 바꾼다면 그것이 모든 것을 바꿀 것입니다. 새로운 생각은 당신의 오래된 신경계와 신경근의 패턴을 활성화시키지 않기 때문입니다.

On the Personal Narrative

개인적 서사에 관하여

우리는 자신만의 개인적 서사를 살펴볼 필요가 있습니다. 우리는 모두 개인적 서사를 가지고 있는데 이것은 우리가 누구인지, 어떻게 살고 있는지와 깊이 연결되어 있습니다. 아침에 일어날 때 우리는 '사용'만 하면서 일어나지 않고 개인적 서사와 함께 일어납니다. 만약 요가를 한다면 역시 개인적 서사와 어울리는 방식으로 할 것입니다. 우리가 '사용'을 바꿀 때 정말 바꾸게 되는 것은 개인적 서사에 대한 믿음입니다. 그 믿음을 바꾸지 않는다면 계속 우리가 살아왔던 방식으로 사는 것을 더 잘하게 될 뿐입니다. 이것도 분명 가치는 있습니다. 하지만 우리 자신에 대해 알려지지 않은 것을 탐구하고 실제로 어떤 사람이 될 수 있는지 가능성을 알고 싶다면 개인적 서사를 바꿀 필요가 있습니다.

아침에 일어나서 내가 여기에 있음에 진심으로 감사하지 않는다면 그저 일어나서 평소의 일상을 시작할 것입니다. 커피를 마시고 샤워를 하고 아침을 먹고 일을 합니다. 서사*narrative*는 항상 우리가 하는 모든 일에 스며들어 있습니다. 하지만 잠시 그 서사에 빠져들기 전에 우리는 존재하고 있음을 자각할 수 있습니다. 그 자각은 곧 주변 환경과 당신의 서사와의 관계 속에서 존재하고 있는 당신에 대한 자각으로 바뀔 것입니다. 아침에 일어나자마자 우리는 거의 즉시 서사에 빠지게 됩니다. 그러나 개인적 서사에 몰두하기 전에 잠시 시간을 가지고, 눈을 떠서 우리가 하루 더 살아 있음을 자각하는 순간, '하는 것'이 아닌 '존재하는 것'에 더 가까운 상태가 됩니다.

이 연습을 해 보기 바랍니다.
아침에 일어나서 지구에서 또 다른 하루를 개인적인 여러 가지 일들로 시작하기 전에, 시간 속으로 빠져들기 전에 시간에서 벗어나 존재하고 있다는 순간적인 자각을 할 수 있습니다. 당신의 정체성을 재확인하는 그날의 활동들을 하기 전인 바로 그 순간에는 오직 당신이라는 신비에 대한 감사만이 있을 것입니다. 당신은 '존재하는 것'과 '하는 것' 사이의 공간에서 잠을 잤고 잠시 그곳에 그저 누워있습니다. 갈등도 없고 불확실한 것도 없습니다. '존재하는 것'을 선택하면서 '하는 것'을 자제합니다. 그 반대[15]로 할 필요는 없습니다.

---

15 역자 주, '하는 것'을 선택하면서 '존재하는 것'을 자제하는 것

수정의 순간 난자는 오직 하나의 정자만을 받습니다. 그 하나의 정자는 많은 정자들 중 하나입니다. 난자와 정자는 하나의 세포로 융합되고 곧 2등분, 4등분, 8등분으로 나뉩니다. 그리고 당신은 지구에서의 삶을 시작하게 됩니다!

나는 이 발생 초기의 시작이 우리 진화적 서사의 최종 결과이자 현재 단계라고 생각합니다. 이것은 하나의 종으로서 우리가 진화한 이야기입니다. 호모 사피엔스인 인간이 무엇을 의미하는지 경험하는 동안 기능하도록 디자인된 방식에 대한 것이라고 생각합니다.

우리의 여정이 시작됩니다…
우리의 정체성이 우리를 기다리고 있습니다…
우리의 이야기가 시작됩니다…

우리의 정체성은 진화적 서사에 의해 제한되고 지지를 받으며 개인적 서사와 얽혀 있습니다. 인간이 되는 경험을 처리하기 위해 기능하도록 디자인된 방식은 이미 수백만 년 전에 시작되었습니다.

우리의 사용은 기능에 영향을 미칩니다. 이러한 사용은 사회적, 경제적, 문화적, 유전적 소인과 관련하여 진화합니다. 또한 우리가 속해야 한다고 스스로에게 이야기하는 개인적 서사와, 보편적 혹은 진화적 서사 두 가지 모두에 대한 믿음이 있습니다. 개인적 서사와 진화적 서사는 함께 존재합니다. 그렇기 때문에, 당신은 당신이 진실로 누구인지를 반영하지 못하는 이야기에 영원히 집착하기보다는 당신이 누구이고 어떤 사람이 되기를 바라는지 그리고 당신이 항상 어떠한 모습들을 해왔는지에 대해 숙고해 볼 수 있습니다. 그리고 이러한 변화할 수 있는 자유를 위해 알렉산더의 발견들이 길을 열어 줄 것입니다.

On Teaching from the Heart

마음으로 가르치는 것에 관하여

마음으로 가르친다는 것은 마음의 상태를 말합니다. 마음의 상태에 따라 당신은 손을 다르게 사용하게 됩니다. 알렉산더 테크닉 레슨을 받으러 오는 대부분의 사람들은 그들 자신에 대해 진심으로 긍정적으로 생각하지 않습니다. 자기를 비난하고 스스로를 판단합니다. 자만심조차 위장인 경우가 있습니다. "이것은 옳아.", "이것은 틀렸어.", "나는 충분히 잘 하지 않아." 등이 모두 그렇습니다. 그와 동시에 알렉산더는 "이게 나야, 나는 변할 수 없어."라고 말하는 사람들에게 그들 자신의 행동을 반영하는 사용 패턴을 내려놓으라고 했습니다. 이것은 그들 자신이 되는 것과 연결되어 있습니다. 그리고 변화하기 위해서 진실로 스스로를 바라보기 바랍니다. 당신의 정체성과 연관된 개인적 서사를 따르지 않고 자신을 정말로 바라보세요. 내가 유럽에서 처음 가르칠 때 알게 된 것은 사람들은 전혀 판단되지 않는다고 느낄 때 자신을 있는 그대로 아주 명료하게 더 멀리 그리고 더 깊이 바라보려 한다는 것이었습니다. 옳고 그름은 없었습니다.

언젠가 나와 아내가 시간과 공간을 함께 나누는 것 말고는 특별한 이유 없이 손을 잡고 있었습니다. 그녀가 나에게 "당신이 내 손을 잡으면 모든 것이 용서된다는 것을 알아요."라고 말했습니다. 정말 아름다운 말입니다. 용서를 받아야 할 것은 아무 것도 없었지만, 그 순간 그녀의 존재 안에서 그저 그녀를 바라보고 완전하게 지지를 받고 있다고 느꼈던 것입니다. 나는 교사인 당신에게 학생의 손을 잡으라고 얘기하는 것이 아닙니다. 하지만 신체적 접촉이자 상호 교환 작업인 터치를 통해 그들의 사용이 얼마나 부적절한지에 상관없이 "다 괜찮다"라는 메시지를 전달하기를 원합니다. 그리고 당신과 함께 있는 그 순간이 그들이 자신을 인지하는 시작도 끝도 아니라는 것을 알기를 바랍니다. 교사 과정 수업에서 두 사람이 함께 알렉산더 작업을 하는 것을 연습했습니다. 그들은 잠시 알렉산더 테크닉 작업을 멈추고, 한 사람이 그 순간 삶의 일부인 무언가를 생각하는 동안 다른 사람이 그저 손을 잡아 주었습니다. 교사 역할을 하고 있는 사람은 그저 그곳에 존재하며 지지할 뿐이었습니다. 손에는 사랑, 평화, 연민, 사회적 참여를 위한 감각 수용기들이 있습니다. 그런 다음 그들에게 알렉산더 작업을 다시 하도록 했습니다. 그러자 우리는 손이 디자인된 대로 그저 지지를 제공하는 경험을 했습니다. 교사와 학생 모두에게 확연한 차이가 있었습니다.

마음으로 가르치는 일은 학생이 한 일을 온전히 받아들이도록 도와줍니다. 그것이 비록 나쁜 선택이더라도 학생이 자신의 선택들을 바라보고 그 결과를 정체성의 판단 없이 바라볼 수 있도록 도와줍니다. 많이 부끄러울 수는 있습니다.

지지에 관하여

우리가 무엇을 하든지 신체는 우리를 지지하도록 디자인되었습니다. 하지만 습관적인 패턴은 몸이 필요 이상으로 더 힘을 쓰게 해서, 하려는 일을 방해하기도 합니다. 우리는 지지를 받으며 존재하는 감각을 잃었기 때문에 무리하게 애씁니다.

———————

당신은 아침에 일어나서 침대에서 나와 일상을 시작하며 하루 종일 무언가를 할 것입니다. 그리고 하루를 마무리하며 잠자리에 듭니다. 당신은 일상에서 대부분 당신이 바라는 바와는 다르게 존재감을 누리기보다는 무언가를 하는 데 전념합니다. 당신은 욕망에 따라 무언가를 합니다. 인생은 작든 크든, 하나 또는 그 이상의 욕망을 하루 종일 혹은 전 생애에 걸쳐서 충족시킵니다. 오히려 욕망을 하지 않을 때 당신의 욕망과는 다를 수도 있는 혹은 그것보다 더 큰 무언가와 관계 맺는 경험을 합니다. 그리고 그때 상호 연결되어 있음을 더 많이 느낍니다. 당신 자신과 존재하는 모든 것 사이의 상호 연결에서 지지감을 얻을 수 있습니다.

최근에 나는 진화적 서사와 개인적 서사에 대해서 이야기하고 있습니다. 개인적 서사는 자신이 느끼는 정체성에 의해 거의 결정됩니다. 그리고 진화적 서사는 진화에 대한 이야기입니다. 모든 것은 서로 다른 것과 관계하여 존재하도록 디자인되었습니다.

서사의 진화적 측면은 당신이 모든 창조물에 속한다는 것입니다. 당신과 모든 생명체는 천지 창조의 일부입니다. 그리고 그것은 당신의 개인적 서사와는 거의 관계가 없습니다. 그것은 창조에 대한 이야기이며 서사입니다. 우리는 오랫동안 정체성을 가지고 있지 않았고 이는 나중에 생겼습니다. 천지 창조의 첫 부분에는 정체성이 없습니다. 줄리안 제인_Julian Jaynes_이 쓴 『이원적 마음의 붕괴로부터의 의식의 기원 _The Origin of Consciousness in the Breakdown of the Bicameral Mind_』이라는 책이 있습니다. 그는 일리아드[16]에서 개인의 정체성에 대한 개념이 없다고 생각했습니다. 그러나 오디세이[17]에 와서 "나는 내 행동에 책임이 있다."라는 개념이 나옵니다. 어느 지점에서 "나"라는 개념이 나오고 개인에게 책임

---

16 호머_Homer_가 지은 것으로 전해지는 트로이Troy 전쟁을 읊은 서사시
17 호머_Homer_의 대서사시

을 지었을까요? 그 전에는 모든 것이 신들의 책임이었습니다.

인간은 노력한다는 점에서 보통 존재하는 것 보다 하는 것을 더 선호합니다. 부처와 다른 성인(聖人)들은 존재하는 것을 강조하며 우리가 그것에서 조금이나마 벗어나게 하려고 했습니다. 이것이 내가 알렉산더의 관점에서 '존재하기'와 '하기'를 구분하는 이유입니다. 우리는 무언가를 하는 동안 한다는 것에 지나치게 몰두해서 우리의 존재가 주는 자연스러운 지지를 받지 못하는 경향이 있기 때문입니다.

관찰에 관하여

누군가를 관찰할 때 당신은 의도를 가지고 보거나*look* 있는 그대로 볼*see* 수 있습니다. 누군가를 의도를 가지고 보면 스스로를 투영해서 보게 될 수 있습니다. 그렇게 하는 대신에 그 사람이 있는 그대로 드러나도록 허용할 수도 있습니다. 당신이 정말로 그 사람을 받아들이고 정말로 그 사람을 그 순간 있는 그대로의 모습으로 바라본다면, 그들 역시 그렇게 느끼고 나아가 당신을 있는 그대로 보게 될 확률이 높아집니다.

사람을 바라보는 한 가지 방식은 부분을 보는 것입니다. "자, 제가 당신의 목의 긴장을 풀었어요."라며 부분을 다룰 수 있습니다. 그러나 이것은 부분에 관한 것이 아닙니다. 이것은 언제나 그 사람 전체에 관한 것이며, 그들이 신체적으로 그들 자신을 사용하는 방식이 어떻게 그들의 생각, 감정, 지각의 질質*quality*을 반영하는지에 관한 것입니다. 당신은 각각의 부분들이 어떻게 전체와 같이 하는지를 보고, 전체를 바라볼 수 있는 방법을 발전시키기를 원합니다.

부분과 전체가 잘 맞지 않는 누군가가 수업에 올 수도 있습니다. 하지만 가능성은 항상 그 사람이 있는 그곳에 있습니다.

누군가를 의도를 가지고 바라볼 때 당신은 어느 곳이 제한되어 있는지 볼 수 있습니다. "그녀는 내가 예상한 방식대로 스스로를 사용하고 있군."이라고 생각한다고 합시다. 이렇게 하는 것은 어떤 면에서는 당신이 예상하고 있는 것을 강화시키는 것입니다. 만약 당신이 그 제한을 알아차리고 그 너머의 가능성까지 본다면 얘기가 달라집니다.

당신이 그 사람에 대해 잘 알지 못한다는 것을 알면서 그를 만날 필요가 있습니다.

마더 테레사, 에크하르트 톨레 그리고 그 외 많은 재능 있는 정신적 스승들도 알렉산더의 전문 용어로 스스로를 비효율적인 방식으로 사용하면서 "끌어내리고 있는*pull down*" 상태입니다. 우리는 살아 있는 동안 몸을 통해서 자신을 경험합니다. 그러나 어떤 사람들의 마음은 매우 강하고 잘 발달 되어서 몸이 그다지 중요하지 않을 수도 있습니다. 스티븐 호킹의 삶을 보세요 정말 드문

부류의 사람들입니다.

어떤 사람을 보고 그들의 습관을 관찰할 때 당신이 정말로 보고 있는 것은 그 사람이 자신의 습관에 충실하게 살아온 모습입니다. 의도를 가지고 보는 것과 보이는 그대로 보는 것은 차이가 있습니다. 의도를 가지고 보는 것은 많은 기억을 동원합니다. 의도를 가지고 보면, 당신은 기존에 기억하고 있는 것들과 정의를 내린 것들을 통해 보게 됩니다. 보이는 그대로 보고 당신 스스로도 그렇게 보이도록 할 때 진정한 가치가 있습니다. 현재에 존재하는 눈과 현재에 존재하는 마음과 현재에 존재하는 터치로 상대방을 받아들이기 바랍니다. 그리고 당신도 상대방에게 그렇게 받아들여지도록 하세요. 당신이 누군가의 잠재력을 다루고 싶다면 그 사람을 새로운 방식으로 바라보아야 합니다. 진실로 그 사람을 있는 그대로 보아야만 합니다.

누군가를 관찰할 때 우리가 원래 디자인된 방식과는 다른 잘못된 방식으로 몸을 사용하는 것을 관찰할 수도 있습니다. 하지만 우리는 잘못된 사용이 아니라 그 사람의 잠재력과 작업하기를 원합니다. 그들을 판단하려는 것이 아니라 무엇이 가능한지 상기시키고자 합니다.

당신이 관찰하는 모든 것이 중요합니다. 그러나 오직 해부학과 정렬의 수준에만 머물러 있다면 그 사람의 다른 면들을 놓치게 됩니다. 오직 "좋은 사용"을 방해하는 것들만 관찰한다면 그것은 그 사람에게 그다지 유용하지 않을 수 있습니다. 왜냐하면 그 새로운 경험이 그들의 서사에 적합하지 않을 수도 있기 때문입니다.

———————

관찰할 때 당신은 이미 흐르고 있는 강 속으로 한 발자국을 내딛는 것입니다. 당신이 해야 하거나 무언가 일어나게 만들어야 하는 것은 없습니다. 강 속으로 한 발자국 들어갈 때 당신은 그 사람이 자기 자신이 되는 것을 더 분명하게 경험할 수 있도록 만들 뿐입니다.

———————

최근에 나는 다음과 같이 말합니다. 누군가가 레슨을 받으러 오면 그들을 의도를 가지고 보지 말고 있는 그대로 보아야 한다고 말입니다. 함께 있는 것이 안전하다는 것을 당신과 그 사람 모두가 확인하게 되면, 당신은 그 사람의 사용을 보기 전에 그의 얼굴 표정을 살필 것입니다…. 그의 사용을 보기 전에 그 사람을 제대로 바라보세요. 누군가와 함께 있을 때 안전함을 바로 감지할 수 있게 해 주는 거울 뉴런[18]에 관한 글은 이미 많이 있습니다. 누군가를 처음 볼 때 우리는 거의 알아차리지도 못하게 즉각적으로 정의를 내립니다. 당신은 누군가가 자신의 이야기를 하는 것을 지켜볼 것입니다. 이야기를 할 때 그들의 사용 패턴이 드러납니다. 당신이 그들의 사용에만 손을 얹는다면 거기에는 옳고 그름에 대한 미묘한 판단이 있습니다. 하지만 당신을 보러 온 이유가 무엇이든 그들이 어떻게 느끼는지를 당신이 알아준다고 느끼면 당신이 손을 얹기도 전에 신뢰를 가집니다. 레슨을 할 때 가장 먼저 필요한 것은 그들이 당신의 말을 신뢰하는 것입니다. 당신 역시 자신이 하는 말을 신뢰하고 싶어 합니다. 이것이 그들의 특정한 사용을 다루는 것보다 우선되어야 합니다.

최근에 교사 과정 수업에서 한 학생이 바이올린을 켜는 것을 관찰했습니다. 교사 과정 학생들은 연주자의 '사용'보다는 그들의 '주의 상태'에 따라 연주자가 느끼는 마음이 달라지는 것에 대해 더 많은 이야기를 했습니다. 관찰이란 것은 전혀 임상적*clinical*이지 않습니다. 누군가를 정말로 관찰한다는 것은 그 순간에는 그들이 알지 못하는 정보를 가지고 그들을 보는 것입니다. 우리는 그들을 이해하기 전까지는 그 정보를 나누지 않습니다. 교사

---

18 역자 주, 특정 움직임을 수행할 때와 다른 개체의 특정한 움직임을 관찰할 때 모두 활성화 되는 신경세포이다. 인간, 영장류, 조류에서 발견되었고 모방과 언어 습득에서 중요한 역할을 한다고 주장되고 있다.

과정에서 서로를 바라보는 훈련을 하곤 합니다. 그 순간에 우리는 보고 있는 사람을 빠르게 정의하는 것을 알아차립니다. 그리고 그 사람도 자신을 있는 그대로 바라보는 게 아니라 정의하고 있다고 느낍니다. 그때 나는 그들에게 정의하기를 보류하고 다시 그 사람을 바라볼 때 그에 대한 다른 정보들이 보이는지 물어봅니다. 그러면 관찰 대상이 되는 사람은 예외 없이 정의되지 않고 있는 그대로 보여 지고 있다고 느낍니다. 그리고 나서, 우리는 관찰을 하면서 정의를 하는 쪽이었던 사람에게 손을 얹고 이 연습을 계속 탐구해 갑니다. 정의하기를 보류하면 곧바로 관찰이 시작됩니다.

우리는 스스로에 대한 개인적인 정체성을 가지고 있습니다. 며칠 전 라디오 뉴스에서 한 정치인이 아메리카 원주민의 유산에 대해서 이야기하는 것을 들었습니다. 그 뉴스에서 우리의 정체성은 과학적인 것이 아니라 사회적으로 만들어진 것이라는 생각에 대해 얘기하고 있었습니다. 정체성은 임상적인 것이 아니라 사회적인 것입니다. 정체성은 당신 자신과 관련해서 그리고 다른 사람들과 관계 맺으며 자신이 누구인지에 대한 것입니다. 그리고 다른 사람들이 당신을 어떻게 생각하고 있는지에 대한 것입니다. 우리가 창조될 때 유일하게 받지 못 한 것은 다른 사람들이 우리를 보는 것처럼 우리가 자신을 보는 법입니다. 그러므로 정말로 좋은 레슨을 하기를 원한다면 당신은 이 모든 것의 한가운데로 비집고 들어가려고 애써야 합니다. 왜냐하면 주어진 그 순간에 어떤 사람을 있는 그대로 보는 것은 정말 가능하기 때문입니다.

프랭크 존스*Frank Jones*[19]는 바로 이런 방식으로 변화를 만드는데 정말 뛰어났고 매우 능숙한 방식으로 알렉산더 작업을 했습니다. 그리고 지혜로 가득 찬 말을 하곤 했습니다. 각각의 사람들이 머리와 목의 움직임을 방해하는 방식은 모두 같지 않습니다. 그 방식들은 모두 서로 다릅니다. 당신의 작업에 그들이 반응하는 정도도 다릅니다. 어떤 사람들은 즉시 반응하지만 다른 사람들은 매우 느리게 반응합니다. 그리고 당신이 터치하고 있는 것이 무엇인지 미처 알아채지 못하고 터치를 할 때도 그것은 상대에게 엄청난 영향을 미칩니다. 그러므로 관찰은 지속적으로 이어져야 합니다. 수업 중에 관찰하는 것이 계속해서 변화하기 때문입니다.

누군가를 그들이 있는 그대로 정말로 바라본다면 보다 적절한 방식으로 그들을 터치할 수 있게 될 것입니다.

---

19 프랭크 피어스 존스*Frank Pierce Jones*는 보스턴 터프츠*Tufts* 대학의 교수였으며, *F.M.* 알렉산더와 그의 동생 *A.R.* 알렉산더에게 알렉산더 교사가 되는 훈련을 받았다. 존스는 알렉산더 테크닉에 대해 중요한 가장 초창기의 과학적인 연구들을 수행했다. 그는 그 연구들에 대해 그의 책 『활동하며 관찰하기*Body Awareness in Action*』에서 서술했다. 그 책은 1979년 뉴욕 쇼켄 출판사*Schocken Books*에서 출간되었고 1997년에 『변화를 위한 자유*Freedom to Change*』로 재출간되었다.

———————

　당신은 머리-목-등의 관계처럼 누군가를 부분적으로 바라보는 것을 원하지 않습니다. 나는 교사 과정에서 누군가의 얼굴에서 두드러진 표정, 즉 그들의 기본 '설정'을 바라보는 연습을 했습니다. 그들이 특정한 감정에 영향을 받지 않을 때의 얼굴입니다. 그런 다음 가슴, 발목, 턱 등과 같이 몸의 다른 부분을 보게 합니다. 몸의 모든 부분은 정확하게 얼굴의 두드러진 표정과 같습니다. 이러한 관찰은 사람이 전체적이고 완전하며, 몸의 한 부분을 보거나 터치하는 것은 결국 몸의 모든 부분을 터치하는 것과 같다는 것을 분명하게 보여줍니다.

———————

　관찰되는 것은 관찰자의 영향을 받지 않을 수 없습니다.

욕망에 관하여

우리는 욕망으로 인해 동기 부여를 받습니다. 욕망이 없다면 우리는 아무런 문제 없이 부처처럼 될 수 있을 것입니다. 그러나 지구에서 인간으로 살아가려면 완전하게 욕망 없이 존재할 수는 없습니다. 중요한 것은 욕망에 지배당하지 않는 것입니다.

예를 들어 '차를 마시고 싶다'는 욕망이 있다고 합시다. 그 욕망을 정말로 경험하기 위해 잠시 시간을 가진다면, 당신은 단지 욕망을 "만족시킬" 때에 비해 더욱 깊이 있는 경험을 하게 될 것입니다.

———————

욕망이 나에게 동기를 부여해 준다는 말은 존재하는 것과 하는 것이라는 맥락에서 그리고 정체성의 맥락에서 하는 말입니다. 우리의 본질은 이 세상을 살아가면서 자기 자신으로서 존재하는 경험을 처리하도록 디자인되었습니다. 선택을 하는 것은 다른 누구도 아닌 바로 당신입니다. 경험을 처리하도록 원래 디자인된 방식과 일치하도록 스스로를 사용할 때 당신은 더 좋은 선택을 할 수 있습니다. 덜 비판적이고 보다 수용적인 방식으로 말입니다. 이렇게 할 때 당신은 보다 더 깊은 사회적 관계를 맺게 됩니다.

On the Role of the Teacher

교사의 역할에 관하여

누군가 레슨을 받으러 오는 것은 다루고 싶은 문제가 있기 때문입니다. 그리고 당신은 그들을 바라봅니다. 만약 당신이 정말로 '사용'을 중요하게 생각하는 사람이라면 그들의 '사용'을 관찰하고 곳곳을 살펴보며 '사용'을 중점적으로 볼 것입니다. 이렇게 한다고 해서 뭔가 잘못된 것은 아닙니다. 기회를 놓치게 된다는 것을 빼면 말이죠. 그것이 바로 *F.M.* 알렉산더가 했던 일입니다. 그는 '사용'을 변화시키고 교정하는 데에 대단히 우수한 재능이 있었습니다. 패트릭 맥도날드*Patrick MacDonald*[20]조차 알렉산더의 전기 작가에게 이렇게 얘기한 적이 있다고 합니다. 알렉산더는 사람의 '사용'을 더 낫게 바꾸는 데는 매우 전문가였지만, 터치하고 있는 사람이 누구인지에 대해서는 아무런 생각이 없었다고 말입니다. 이러한 경향은 현재에도 많은 알렉산더 커뮤니티에 존재

---

20 패트릭 맥도날드*Patrick MacDonald*는 *F.M.* 알렉산더의 첫 번째 교사 과정을 졸업했다. 그는 중요한 1세대 알렉산더 교사 중 한 사람이 되었고 그만의 교사 과정을 시작했다. 맥도날드의 교사 과정은 그 후 또 다른 교사 과정을 시작하는 많은 교사들에게 영향을 주었다.

합니다.

정의하기를 보류*withholding definition*하면 다릅니다. 무언가를 필요로 하는 사람이 왔을 때 그들이 필요로 하는 것은 그들의 '사용'에 반영되어 있습니다. 그들의 '사용'에는 개인적 서사*personal narrative*에 대한 강한 애착이 반영되어 있습니다. 그 개인적 서사는 당신이 아침에 일어날 때부터 함께 하며, 지금까지의 당신의 삶과 살아온 이야기들이 그 속에 있습니다. 대부분의 사람들은 그 이야기에 너무 매여 있어서 이야기 밖으로 나오기 어려워합니다. 당신은 이야기 없이는 살 수 없습니다. 이야기가 없다면 마치 알츠하이머병에 걸린 상태와 같을 것입니다. 하지만 그 이야기에 매우 충실하게 살 수는 있습니다. 그럴 때 당신은 다른 관점으로 보거나 잠재적인 다른 가능성들에 접근하기가 어렵습니다. 이것이 바로 '당신의 정체성'이라는 습관입니다. 나는 당신이 움직이는 것처럼 움직일 수 없고 당신이 생각하는 것처럼 생각할 수 없고 그렇게 할 필요도 없습니다.

그래서 레슨을 받으러 온 사람을 온전하게 바라보고 그들이 자신의 사용 패턴을 바꾸는 것에 응하도록 하려면, 그들의 '사용'에 반영된 그 사람을 보아야 합니다. 그 사람이 반영된 그들의 '사용'만을 보아서는 안 됩니다.

누군가에게 다가가서 그 사람의 '사용'을 가지고 작업하는 것은 큰 가치가 있습니다. 그러나 이 작업을 한동안 하다 보면 지루해질 수 있습니다. 알렉산더 테크닉 작업의 가치는 당신이 누구인지를 나눌 때 더 커집니다. 삶의 다른 모든 부분의 가치도 당신이 누구인지를 나눌 때 마찬가지로 더 커집니다. 당신이 더 나눌수록 다른 사람들도 더 나눕니다. 당신은 앞에 있는 사람을 위해 그와 함께 지금 여기에 존재하려고 노력할 것입니다. 당신이 더 현재에 존재할수록 그들도 더 현재에 존재합니다. 나는 언제나 나누는 삶이 나누지 않는 삶보다 더 좋다고 느낍니다. 당신이 알고 있는 것을 줄 때 당신도 다른 사람에게서 당신이 준 것을 받습니다.

교사는 부모가 하는 일을 합니다. 부모는 많은 경험을 하며 살아왔습니다. 예를 들어 우리는 길을 건너 봤기 때문에 어떻게 길을 건너야 하는지 압니다. 처음으로 길을 건너려는 아이에게 "나를 보고 길을 건너."라고 말만 하지는 않습니다. 아이의 손을 잡고 아이가 지지 받고 있다고 느낄 수 있도록 옆에 있어 줍니다. 아이가 혼자 길을 건너는 데에 필요한 정보를 완전히 이해하는 동안 말입니다. 그리고 아이가 필요한 정보를 전부 이해했다고 느끼면 당신은 손을 놓고 길을 건너게 합니다.

알렉산더 교사들은 학생이 정보를 얼마나 받아들이고 있는지, 언제 그것을 받아들이는지 세심하게 볼 필요가 있습니다. 그들에게 자유롭게 내려놓으라고 할 때 당신은 온전히 그들과 함께 하고 있습니까? 그들은 당신이 그들과 함께 하고 있다고 느끼지 않으면 편하게 내려 놓지 않을 것입니다.

알렉산더 레슨은 당신이 스스로와 대화하는 가운데 '존재하는 방식way of being'을 바꾸도록 합니다. 내가 당신에게 손을 올려 놓을 때 그것은 당신과 당신 자신의 관계를 변화시킵니다.

만약 이 작업에 판단이 들어간다면, 즉 당신이 그들의 '사용'이 어떤지 판단하려 한다면 그것은 이 작업의 가치 전부를 무효화하는 것입니다. 이것은 그들의 신체적인 자세가 어떻게 보이는지에 대한 것이 아닙니다.

자세는 움직임의 한 단계입니다. 그러나 그 단계는 정체성에 따라 의식적으로 또는 무의식적으로 확장되기도 하고 유지될 수도 있습니다. 정체성이란 주어진 순간에 그들이 되어야만 한다고 믿는 모습입니다. 우리는 변화의 기차가 지나가는 것을 상상할 수 있습니다. 탑승하라는 신호로 경적이 울립니다. 기차는 모든 역마다 아주 짧은 순간만 멈춥니다. 존재하고 생각하고 느끼고 인지하는 고정된 방식에 단단히 매여 있는 사람이라면 기차가 다가올 때 탑승을 거부할 수도 있습니다. 누군가는 기차가 지나가는 것을 바라볼 수도 있을 것이고 또 다른 누군가는 그 기차에 올라탈 수도 있을 것입니다. 기차는 당신 없이도 계속 앞으로 나아갑니다. 계속 진행 중인 현재는 당신 없이도 흘러갑니다. 한 순간은 하나의 움직임이라는 것을 기억하기 바랍니다. 그리고 "현재"는 당신이 속하기로 선택한 한 순간일 뿐입니다. 당신은 탄생의 순간에 탑승권을 받았습니다. 당신은 바라는 대로 "정의된" 채 플랫폼에 홀로 서 있거나 아니면 기차에 탑승할 수 있습니다.

무술가는 언제, 어떻게, 어떤 이점을 위해 움직여야 하는지 즉시 알기 위해서 정의하는 것을 보류하는 훈련을 반복해서 합니다. 자신을 믿고 신뢰하면 무엇을 해야 하고 언제 내려놓아야 할지 알 수 있습니다. 교사 과정 훈련에서 정의하는 것을 보류하며 여유를 가지기 바랍니다. 그러면 진정한 변화의 순간이 다가왔을 때 정확히 무엇을 해야 할지 즉시 알 수 있을 것입니다. 계속해서 반복되는 같은 이야기에 얽매여 있기 보다는 그 변화의 순간에 당신이 어떤 모습으로 드러나든 그 안에서 기쁨을 찾기 바랍니다.

당신이 교사로서 무엇을 하든 그 사람이 아는 것이나 안다고 생각하는 것을 포기하도록 요구할 수는 없습니다.

교사가 되는 훈련을 하면 알렉산더 작업이 당신에게 어떤 의미가 있고 이것을 어떻게 다른 사람에게 전할지 명확해지기 시작합니다. 그리고 그 작업이 당신에게 정말로 어떤 의미인지 분명해집니다. 이와 동시에 당신은 다른 사람에게 그것을 전하고 싶어 하고, 또한 새로운 관점으로 자신이 이해한 것을 더 깊이 있게 하고자 합니다. 만약 당신이 음악, 춤과 같은 자신의 재능을 다른 이들과 나누지 않는다면 그것은 사라져 없어질 것입니다. 당신은 당신의 본질을 다른 이들과 나누어야 합니다.

> "당신 스스로가 의미하는 그것이 될 때,
> 당신은 그것이 의미하는 바를 이해하게 될 것이다."
> 닐 도널드 월쉬, 내일의 신:
> 가장 위대한 영적인 도전

결국 모든 작업은 당신 자신에 관한 것이자 당신이 다른 이들과 나누고 싶어 하는 당신 안의 그 사람에 관한 것입니다. 당신은 사랑, 존경과 같은 것들을 찾아 배회할 수 있습니다. 그러나 정말로 필요한 것은 당신이 누구인지를 나누는 것입니다. 교사 과정에서 배운 모든 것을 당신이 진실로 누구인지를 발견하고 나누는 데에 사용하세요. 당신을 지켜주는 것은 당신 자신에 대한 믿음입니다. 당신이 죽기 전까지 여기에 있을 사람은 바로 당신입니다. 그러므로 당신의 진정한 모습에 가능한 한 가깝게 다가가기 바랍니다. 한 사람으로서 기꺼이 성장하려 하는 당신을 믿으십시오. 그리고 당신이 배운 것을 나누어 주세요. 당신 자신을 믿기 바랍니다. 나에게 알렉산더 작업은 다시 말해서 가르친다는 것은 당신 자신과 정체성 모두 유동적으로 끊임없이 진화하며 새롭게 탄생한다는 것을 믿고 배우는 것입니다. 당신은 믿을 수 없는 사람과 함께 잠을 잘 수 있나요? 나는 그럴 수 없습니다.

———————

내 인생의 개인적 서사는 탄생 트라우마로 강력하게 만들어졌습니다. 그러나 프랭크 피어스 존스에게 알렉산더 레슨을 처음으로 받을 때까지 이것이 어떻게 나에게 영향을 미치는지 눈치채지 못했습니다. 내가 태어났을 때 주치의는 술에 취해 있었습니다. 그 의사가 출산을 도울 수 있도록 술이 깰 때까지 간호사들은 나를 엄마의 자궁으로 다시 밀어 넣고 나의 탄생을 지연시켰습니다. 나와 인간의 첫 접촉은 따뜻하게 맞이해 주는 느낌이 아니었습니다. 처음 세상에 머리를 내밀며 인사하는 나를 부드럽게 잡아 주는 애정 어린 손길은 없었습니다. 나와 인간의 첫 만남인 태어날 때 받은 손길은 "돌아가, 너를 원하지 않아."라는 거절과 배신의 메시지였습니다. 간호사들이 가지고 있는 여성 에너지(음)로부터의 거부는 의사가 술을 깨는 1시간 30분 동안 계속되었습니다. 그리고 여전히 술에 많이 취한 채 겸자 분만[21]을 하는 강제성을 띤 남성 에너지를 받았습니다. 이것은 나에게 신경학적인 상처를 남겼습니다. 그래서 에너지적인 면으로 볼 때, 나는 사랑과 보살핌이 아닌 거절, 배신과 술에 취한 폭력적인 손길을 받으며 이 세상에 나왔습니다. 내 인생의 첫 이틀 동안 엄마와 나는 삶과 죽음 사이를 헤맸습니다. 그래서 처음부터 나는 부서진 어린 소년이었고 나중에는 여성에게 거절과 배신을 당하고 남성에게 상처를 받은 탄생 트라우마를 무의식적으로 견디고 있는 화가 나 있는 젊은 남자였습니다. 그러나 이것은 진정한 내가 아니었고 삶에서 내가 선택한 경험도 분명히 아니었습니다. 프랭크 피어스 존스를 만날 때까지 내 인생의 첫 29년은 명백히 탄생 경험의 영향을 받았습니다. 프랭크와의 첫 레슨에서 그가 나에게 손을 올렸을 때 나는 난생 처음으로 위협적이라고 느끼지 않았습니다. 그러나 아주 흥미롭게도 그가 터치를 할 때까지 내가 그 전에 계속 위협을 느껴 왔던 것을 전혀 알지 못했습니다. 위협을 느끼던 나는 "온전한 나"가 아니었습니다. 첫 번째 레슨

---

21 역자 주, 겸자는 태아 머리를 감싸 잡을 수 있는 큰 집게로 태아가 잘 나오지 못하면 겸자로 머리를 집어서 잡아당기는 분만 방법을 사용하는 경우가 있다, 차병원 출산 정보.

이 끝난 후 터프츠 대학[22]에 있는 프랭크의 사무실을 걸어 나오면서 그것을 알았습니다. 하지만 내 현실을 발견하고 처리하기까지 또 여러 해가 걸렸습니다.

당신은 당신이 누구인지를 가르칩니다. 당신은 사람들이 세상에서 그들 자신을 사용하고 있는 방식이 그들에게 진짜 원하는 것을 주지 않고 있을지도 모른다는 것을 깨닫도록 인도합니다. 그리고 당신은 그들이 세상에서 행동하고 있는 방식이 적어도 부분적으로는 생각하고, 바라보고, 느끼는 습관적인 방식에 따라 조건 지어지는 것을 깊이 경험하며 깨닫도록 안내합니다. 모든 습관은 정체성과 관계되어 있습니다.

알렉산더 작업은 당신이 성취하고자 하는 목표가 무엇이든 그것에 자신을 완전히 바치지 않는 것입니다. 정말 중요한 것을 찾기 위해서 어딘가로 갈 필요는 없습니다. 문제는 당신이 지금 있는 그곳이 아닌 다른 어딘가에 있어야 한다고 생각하는 것입니다. 답은 이렇습니다. 당신이 이미 알고 있다는 것을 스스로 깨달아야 합니다. 당신이 아직 가지고 있지 않은 것을 내가 줄 수는 없습니다. 디렉션을 주는 것과 비슷합니다. 당신의 목이 자유롭지 않기 때문에 목이 자유로워지기를 원하는 것이 아닙니다. 목

---

22 역자 주, 미국 메사추세츠주 보스턴에서 세 번째로 오래된 대학이다. 다수의 노벨상, 퓰리처상 수상자와 5명의 주지사, 2명의 상원의원을 배출해냈다.

이 이미 자유롭기 때문에 — 비록 지금은 그 자유로움을 충분히 발휘하지 못하고 있지만 — 자유로워지기를 원합니다. 어느 정도의 자유로움도 사라질 때는 숨을 거둘 때일 것입니다.

———————

패트릭 맥도날드는 *F.M.* 알렉산더가 '부족한 것을 기본으로 하는 교육법' — 그가 똑같은 말을 사용하지는 않았지만 — 에 아주 능하다고 말했습니다. 그것은 학생이 무엇을 잘못하고 있는지를 보는 것입니다. 사람들은 오랫동안 이런 방식으로 가르쳐 왔습니다. 그것은 매우 비판적이고 교정적인 방식입니다. 그러나 "그럼에도 불구하고 나는 할 수 있어."라는 생각이 지배적인 시대였기에 가능했습니다. *F.M.*은 '사용'에 매우 능했습니다. 그는 자신의 손을 왜 그곳에 올려 두는지 정확히 알았지만, 분명한 것은 그가 작업하고 있는 사람이 누구인지에 대해서는 알지 못했습니다. 프랭크 존스와 그의 아내 헬렌 존스*Helen Jones*는 *F.M.*과 그의 동생인 *A.R.*에게 훈련을 받았는데 *F.M.*에 대해서 똑같은 이야기를 했습니다.

대부분의 사람들은 그 순간 그들이 얼마나 비효율적으로 있는지에 상관없이 그들의 진정한 모습을 바라보고 듣기를 원합니다.

부족한 것을 기본으로 하는 접근은 오직 '사용'에만 집중하게 되어 그 사람을 놓칠 수 있습니다. 우리는 그 사람 전체를 바라보아야 합니다. 그 사람의 얼굴과 표정을 보기 바랍니다. 만약 자신의 학생을 바라볼 수 있고 그들의 사용 패턴을 볼 수 있다면 당신은 그것이 그들의 얼굴에 반영된다는 것을 알 수 있습니다. 그리고 당신은 상처받기 쉬운 연약함을 보게 될 것입니다. 그리고 당신의 가르침이 필요하기보다는 진실로 그들이 누구인지에 더 가깝게 존재하도록 인정받고 안내를 받을 필요가 있는 사람을 보게 될 것입니다.

진심으로 보기 위해서는 정의하는 것을 보류할 필요가 있습니다. 우리는 모두 정의하기를 너무나 원합니다. 그리고 그 자체에는 잘못된 부분이 없습니다. 정의*definition*가 대개 당신 바로 옆에 있다는 것을 제외하면 말입니다. 하지만 당신은 그것을 너무 원하다 보니 현재에 존재하지 않습니다. 당신은 아직 정의를 가지고 있지 않을 거라고 생각하지만 이미 그것은 당신과 함께 있습니다. 당신은 이것을 가르치고 내가 아는 한 그것이 알렉산더 테크닉입니다.

나는 무엇을 가르치는가?

실용적으로 의식하고 이를 적용하는 것입니다.

알렉산더는 알렉산더 테크닉을 가르쳤습니다. 아마 그가 그렇게 한 마지막 사람이었을 것입니다.

나는 더 나은 세상을 위해 나의 비전을 가르칩니다. 알렉산더도 같은 개념을 가지고 있었다고 생각합니다.

나는 프랭크 피어스 존스에게 배운 가르침 중 알렉산더의 발자취를 꼭 정확하게 따라가지 않고도 그의 발견들을 가르칠 수 있다는 생각에 많은 영향을 받았습니다. 그의 책인 『활동하며 알아차리기』에서 존스는 다음과 같이 적었습니다.

> 내가 생각하는 가르침의 목적은 F.M.이 도달했던 자기 발견의 지점까지 학생이 갈 수 있도록 하는 것이다. F.M은 거울에서 본 것을 운동 감각적인 용어로 바꿔서 표현할 수 있게 되고, 그의 새로운 지식을 자신의 문제를 해결하는 데 적용할 수 있게 되어, 사실상 스스로를 사용하는 데 그 자신의 전문가가 되었을 때 이러한 자기 발견에 도달했다. 이러한 결과를 이루기 위해서 F.M이 그의 발견을 할 때 따랐거나 내가 테크닉을 공부하기 시작할 때 했던 똑같은 단계들을 따르는 것이 필요하거나 바람직하다고 생각하지 않는다. 나의 목적은 학생에게 가능한 한 빠르

고 정확하게 현재 내가 알고 이해하고 있는 것의 이점을 전달하고 자신의 발전을 늦추는 잘못된 시작과 오해를 피하도록 돕는 것이다.[23]

나는 알렉산더 테크닉을 뭔가 거기에 다다르고자 동경하고 꿈꾸고 열망해야 하는 대상인 것처럼 가르치는 것에 의문을 품습니다. 그렇게 하면 당신은 아직 제대로 구현할 준비가 되어 있지 않은 그런 행동의 수준에 자기가 도달했는지 측정하기 위해 '디렉션'을 사용하게 됩니다. 나는 의식하는 것*consciousness*을 가르칩니다. 그리고 이것을 삶에 실용적으로 적용하는 것을 가르칩니다. 의식을 삶에 실용적으로 적용하는 것은, 진정한 자신으로서 존재하는 자기 자신을 만나는 방법입니다. 그리고 습관적으로 자신이라고 생각하는 '당신'이 그 주어진 상황에서 진짜 되고자 하는 '당신'이 맞는지 결정하는 방법이기도 합니다. 그리고 그렇게 의식을 적용할 때 어떻게 해야 하는지를 보여주기 위해 나는 알렉산더의 통찰을 사용합니다. 주어진 순간에 되어야 한다고 생각하는 당신과 별개로 당신이 어떤 사람일 수 있는지에 대한 신비를 탐험하는 데에 말입니다. 이것이 바로 '자제하는 순간'이라고 할 수 있을 것입니다. 오이겐 헤리겔의 책에 나오는 선禪

---

23 활동하며 알아차리기*Body Awareness in Action*』, Shocken Books, New York, 1979, p.153. 이 책은 1997년에 『변화를 위한 자유*Freedom to Change*』라는 제목으로 재인쇄되었다.

궁수*Zen archer*의 '활시위의 긴장이 가장 높아진 순간[24]'입니다. 그 궁수는 과녁(그 자신의 모습을 반영하는) 앞에 설 때, 그가 이루고자 하는 것과의 관계 속에서 과녁이 어디에 있는지 잘 알고 있습니다. 그는 활을 당기고, 계속 당긴 채 붙잡고 있고 싶은 바로 그 순간에 활시위를 놓습니다.

────────────

교사가 되기보다는 학생이 되기를 바랍니다. 당신은 기꺼이 배우고자 하는 마음에 정확히 비례하는 만큼의 교사가 될 수 있습니다.

가르칠 때 학생이 경험하고 있는 것을 경험하는 학생의 목격자가 되어 주는 것은 확실히 도움이 됩니다.

───────

24 마음을 쏘다, 활*Zen in the Art of Archery*』, Rutledge and Keegan Paul Ltd, London, 1953, p.35.

On What the Teacher is Teaching the Student

교사가 학생을 가르치는 것에 관하여

지금의 나에게 알렉산더 테크닉을 가르치는 것은 *F.M.* 알렉산더에게 경의를 표하는 나만의 방식입니다. 나는 수업할 때 주로 그가 한 일련의 발견들을 가르치는 것에 중점을 둡니다. 처음에 그는 어느 누구도 풀지 못했던 발성 문제를 해결하고자 했습니다. 그의 오랜 발성 문제는 성공적으로 해결되었고, 그가 경험한 회복의 원리를 다른 사람들에게 가르치기 시작했습니다. 나는 *F.M.* 알렉산더만이 '알렉산더 테크닉'을 가르쳤다고 자주 말하곤 합니다. 그래서 궁극적으로 테크닉으로 발전된 그의 일련의 발견들에 초점을 두고 교육합니다. 이것이 내가 앞서 언급한 경의입니다. 교사는 기본적으로 학생에게 '사용'의 개념을 소개하고, 학생이 이것을 충분히 이해하게 되면 정말로 삶을 바꿀 수 있습니다. 교사는 운동 감각을 지각하는 방법을 설명해서 학생이 무엇을 하고 있는지 그리고 그들이 그것을 하기 위해 자신을 어떻게 사용하고 있는지 알 수 있게 합니다. 학생은 자신을 관찰하고 행동 패턴을 보는 방법을 알게 됩니다. 우리가 기능하도록 디자인된 자연스러운 방식과 너무 어긋나게 자신을 사용하면 문제가 생깁니다. 교사는 학생이 그 패턴을 찾을 수 있도록 안내합니다.

학생은 교사의 핸즈온 작업을 통해 일반적인 수준의 적절한 근육 긴장도를 경험하고 가벼워짐과 전체가 통합됨을 느낍니다. 그런 경험을 하게 되면 사람들은 항상 그 경험을 다시 하고 싶어 하면서 그 느낌을 좇는 경향이 있습니다. 그리고 학생들은 교사에게 그런 경험을 기대하는 것에 익숙해집니다. 하지만 당신은 한 번 했던 그 경험을 정확하게 똑같이 다시 할 수는 없습니다. 당신은 첫 번째 경험으로 그저 문을 열었을 뿐입니다. 그 후에는 이미 했던 경험을 찾기보다는 현재 하고 있는 경험을 찾아야 합니다.

알렉산더 작업은 "나는 지금 하고 있는 경험에 얼마나 깊이 전념할 수 있나?"라는 질문을 던지며 진행 중인 현재에 머물 수 있도록 합니다. 알렉산더 레슨을 할 때 나는 '근원적으로 깊은 곳에 있는 지지'를 이해하는데 참고점*a point of reference*이 되거나 그것에 이르는 관문이 되는 경우를 제외하고는 습관에 그다지 관심을 많이 두지 않습니다. 내가 터치하고자 하는 것은 "현재의 상황conditions present" 속에 있고 그리고 그 아래 깊은 곳에 있는 바로 이 세계입니다.

레슨에 오는 사람들은 각자가 가지고 있는 익숙하고 습관적인 것이 있습니다. 그것은 '하는 것' 쪽으로 아주 많이 치우쳐져 있습니다. 당신이 좀 더 존재하는 상태에 있을수록 그것은 당신의 욕망과는 다른 무언가와 보다 관계를 맺습니다. 그것이 꼭 개인의 욕망을 제외할 필요는 없지만, 이것은 확실히 더욱 확장되고 포괄적인 가능성과 연결되어 있습니다. '존재' 안에 그 사람의 잠재력이 있고 당신은 그 잠재력을 그들에게 상기시키기 위해 터치*touch*합니다. 우리는 모두 이미 알고 있는 것에 익숙합니다. 그러나 우리에게는 알고 있는 것보다 더 큰 무언가가 있습니다.

어떤 사람에게 습관적인 것 말고 그들의 잠재력을 경험하게 하기 위해 어떻게 작업해야 할까요? 그것이 교사로서 우리가 존재하는 이유입니다. 잠재력을 경험하는 것이 그에게 어떻게 유용한지 손을 통해 전달하는 것 외에 말로도 설명해주세요. 이야기를 하고 질문에 답할 때도 교사로서 당신 자신으로 존재하기 바랍니다. 핸즈온을 하든 하지 않든 당신과 그들과의 관계는 달라지지 않습니다. 당신은 자기 자신으로 존재하며 그들을 받아들이고 있습니다. 당신은 오직 받아들이는 만큼 줄 수 있습니다.

이야기에 관하여

우리 모두에게는 각자의 이야기가 있습니다. 누군가를 처음 만났을 때 우리는 이야기를 나눕니다. 당신은 지금의 당신을 만드는 데 도움이 된 이야기를 합니다. 그 이야기는 당신이 한 경험의 성격에 따라 달라집니다. 그 경험이 갖고 있는 본질은 당신의 인생을 형성했다고 느끼는 것과 같은 방식으로 당신에게 영향을 끼칩니다. 당신은 이야기들로 이루어져 있습니다. 보통 거기에는 일관된 맥락이 있습니다. 그러나 당신이 경험해 온 것과 똑같은 방식으로 자신을 사용하며 이야기를 한다면 그 경험에서 배운 것을 사용하고 있지 않은 것입니다. 만약 그렇게 살아간다면 배운 것을 받아들이지 못하는 사용 패턴에 익숙해집니다.

하버드 대학의 아메리칸 레퍼토리 씨어터*American Repertory Theater* 대학원에서 12년 동안 교수로 있을 때 배우들과 작업하면서 스토리 작업을 처음으로 하기 시작했습니다. 매 학기 초 나는 수업을 듣는 배우들에게 간단하게 자신에 대한 이야기를 해 달라고 했습니다. 그들은 모두 온갖 종류의 부풀려진 허황된 이야기들을 했습니다. 나는 그들 모두 매우 비슷하다고 생각했습니다. 그들은 실제로는 자신의 것이 아닌 몸짓을 사용하고 있었습니다. 하지만 나는 그런 이야기를 하고자 거기에 있는 것이 아니었습니다. 그래서 이야기 작업을 다시 하기로 마음먹고 그들에게 알렉산더 작업을 했습니다. 그리고 다시 이야기를 해 달라고 했습니다. 모두에게서 완전히 다른 이야기들이 나왔습니다. 이 경험으로 인해 내 수업에서만이 아니라 전체 대학원에서 그들이 학습하는 방법 자체가 바뀌었습니다. 그들 모두의 성장을 지켜보는 것은 경이로웠습니다.

그 이후 아일랜드를 시작으로 워크숍에서도 이야기 작업을 하기 시작했습니다.

우리 모두는 이야기를 가지고 있습니다. 당신은 '어떤 이야기를 살아왔는지' 어느 날 갑자기 깨닫게 됩니다. 당신은 어머니의 자궁에서 나와 젖을 먹습니다. 그때는 타인에 대한 감각이 아직 없기 때문에 당신은 어머니의 젖가슴 그 자체입니다. 대부분의 발달은 터치를 통해 이루어집니다. 그것이 가장 먼저입니다. 터치는 놀랍습니다. 우리는 모든 것을 터치하고 서로를 터치하도록 디자인되어 있습니다. 터치를 통해 조작하는 것이 아니라 정보를 주고 받는 것입니다.

당신이 어머니의 젖가슴과 더 이상 같다고 생각하지 않는 때가 옵니다. 당신은 소리를 듣고, 주변에 있는 것들을 봅니다. 하지만 당신은 당신이 보는 것 듣는 것과 같은 존재가 아닙니다. 그럼 당신은 누구일까요? 이 물음을 가지고 작은 탐구를 하며 당신은 나머지 인생을 살아갑니다. "내가 다른 무엇이 아니라면 나는 누구일까?" 여기서부터 당신의 이야기가 시작됩니다.

인생 전체는 이야기로 가득 차 있습니다. 그 중 일부는 의도적으로 억압되어 있습니다. 몸도 마찬가지입니다. 예를 들어 출산의 고통에 대한 기억을 억누르는 것입니다. 미처 알아차리지 못한 순간에 불쑥 떠오르는 이야기들도 있습니다. 어떤 이야기들은 계속해서 말하게 되고, 그것들은 당신의 정체성을 형성합니다. 우리는 되어야 한다고 생각하는 사람이 되는 것이 더 쉽다고 느낍니다. 알렉산더 레슨에서 학생을 터치할 때 우리는 그들이 되어야 한다고 생각하는 이야기가 아니라, 실제의 그들 모습에 더 가까이 가도록 하기 위해 터치를 합니다.

우리가 서로에게 하는 이야기가 관계에서 만들어진다는 것은 중요합니다. 우리는 이것이 우리 자신만의 이야기라고 생각하지만, 사실은 관계 안에서 우리의 이야기입니다. 즉 변화는 관계 안에서 일어나는 것이지 관계 밖에서 일어나지 않는다는 말입니다. 당신은 자신의 이야기를 다시 쓸 수 있습니다. 그러나 사용을 바꾸지 않고서는 이야기를 다시 쓰는 것이 어렵습니다.

알렉산더의 사진들을 보면, 그가 사진에 찍히고 있는지 모르는 많은 순간들에도 꽤 똑바로 서 있는 것이 놀랍습니다. 사용을 변화시킨다는 것은 알렉산더처럼 항상 바로 서 있어야 한다는 것은 아닙니다. 그것은 자극에 대한 반응이 유연하고 정체성이 고정되어 있지 않은 것처럼 당신이 유동적_fluid_이라는 것을 의미합니다. 우리의 몸은 거의 액체로 이루어져 있지만 우리는 스스로를 유동적이라고 생각하지 않습니다. 하지만 누군가에게 손을 올려놓으면 우리 안의 유동성을 느낄 수 있습니다.

———————————

누군가와 작업할 때 당신은 그들의 '개인적 서사'와 '사용'을 구별할 수 있습니까? 그들은 다른 가능성을 보지 못할 정도로 '개인적 서사'에 깊이 빠져 있나요? 당신은 그들의 '사용'을 통해서 '개인적 서사'에 터치할 수 있습니다. 그렇게 되면 사람들은 항상 새롭게 드러날 것이기 때문에 알렉산더 작업은 계속 흥미로워질 것입니다.

정체성이 가진 유동성을 방해하는 것은 당신이 가지고 있는 서사에 대한 애착입니다. 그런데 어떤 일이 일어나서 당신이 그 애착에서 벗어나게 되면, 그것은 마치 당신에게 완전히 새로운 세상과 같을 것입니다. 당신이 알아차려야 하는 것은 그 사람이 얼마나 이야기에 집착하고 있는지입니다. 즉, 그 사람이 언제 그들의 서사에 집착하고 있는지 그리고 그것이 그들의 사용에 어떤 영향을 미치고 있는지를 감지하는 것입니다.

당신은 이야기를 할 때 그 이야기를 만들었던 상황을 다시 만들어낼 수도 있고, 그 경험에서 배운 것을 적용할 수도 있습니다.

통증 때문에 당신을 찾아오는 사람들은 자신에게 도움이 될 정보를 찾고 있습니다. 그들은 대체적으로 통증을 만들어 낸 것과 같은 방식으로 자신을 사용하며 이야기를 합니다. 그리고 교사는 그가 기억하는 그의 이야기를 가지고 작업하기 보다는 그가 되어온 사람에 대한 이야기를 하며 그들과 작업합니다.

책임을 진다는 것은 권한을 주는 것입니다. 모든 것을 외부의 탓으로 돌리지 않고 매 순간 선택할 수 있다는 것입니다.

알렉산더 교사는 그 사람이 정말로 하고 싶은 것을 할 수 있도록 약간의 지지를 제공합니다.

누군가 당신에게 중요한 이야기를 할 때 당신은 잘 들어야 하지만 그들의 고통 속으로 같이 빠져들어서는 안 됩니다. 당신은 위로를 하는 게 아니라 그들을 지지하기 위해 있습니다. '위로하는 것'은 그 고통 속에서 함께 길을 잃는 것이며, '온전히 인정하고 받아들임'은 또 다른 대안을 제공하는 것입니다.

당신이 깊은 슬픔에 빠져 있다고 합시다. 당신이 특정한 사용 패턴에 매여 있다면 당신은 그 패턴이 설정될 때마다 슬픔을 느낄 것입니다. 하지만 진심으로 깊이 경험하고 있는 것은 아닙니다. 그래서 당신은 결국 다시 그 슬픔을 경험하게 됩니다. 슬픔을 진심으로 경험하려면 스스로를 열어야 합니다.

당신이 누군가에게 손을 얹는다는 것은 어떤 의미에서 그들의 이야기에 손을 얹는 것입니다. 그들에게 일어나는 모든 일들은 그들 몸 안의 조직 상태에 반영됩니다.

개인의 이야기는 나누지 않으면 완성되지 않습니다. 이야기는 우주의 일부이기에 따로 분리할 수 없습니다. 당신은 그들이 말하는 이야기가 진짜인지 아닌지 알 수 있습니다. 이야기를 나눌 때 어떤 동요가 느껴진다면 그것은 아직 깊은 이야기가 아닙니다. 깊은 이야기를 나눌 때 우리는 정말 고요해집니다.

———————————

다시 한번 말하지만 우리 모두는 이야기를 가지고 있습니다. 그 이야기 중 어떤 것은 우리라는 사람을 형성하는 데 도움을 주었습니다. '나'라는 사람을 형성하는 데 중요한 역할을 했던 이야기 하나를 공유하겠습니다.

나는 1960년대 미국 남부에서 자랐습니다. 그 지역은 학교, 식당, 영화, 수돗가 등에서 여전히 인종 간에 분리가 되어있었습니다. 다시 말해서 백인과 흑인이 공동체에서 서로 분리되어 살아갔습니다. 만약 당신이 흑인이라면 당신은 백인과 함께 식사를 할 수 없었습니다. 수돗가에서 그들과 같이 물을 마시거나, 함께 앉아서 영화를 보고, 수영장에서 같이 수영을 할 수도 없었습니다.

이것은 아주 오랜 세월 동안 존재해 온 삶의 방식이었습니다. 이러한 삶의 관습에 의문을 갖는 사람들도 있었지만, 대다수의 사람들은 그저 이렇게 살고 자랐습니다. 만약 당신이 백인이었다면 거기에 대해 거의 의문을 가지지 않았을 것입니다. 만약 흑인이었다면 거기에 대해 질문해서는 안 됐습니다. 하지만 밥 딜런이 말한, 60년대는 '변화하고 있는 시대The Times They Are A-Changin''였습니다. 마틴 루터 킹이 등장하기 직전이었습니다.

내가 열여덟 살이었을 때 알렉산더 레슨을 받은 것과 매우 유사한 경험을 했습니다. 그 사건이 일어나자 나는 내가 안전하다고 생각하는 지대를 넘어 습관적인 생각, 감정, 인식이 사라지는 나를 경험했습니다. 이것은 내가 실제로 누구인지 또는 확실히 어떤 사람이 될 수 있는지, 그리고 절대 부정할 수 없는 '나'라는 사람에 대해 알게 해 주었습니다. 알렉산더식으로 말하면 내가 태어난 문화적 편견의 굴레로부터 '내 목이 자유로워졌다'고 말할 수 있는데, 그 굴레는 내가 누구인지와는 전혀 상관이 없었습니다.

그 사건은 어느 날 밤 동네 드라이브 스루 햄버거 가게에서 일어났습니다. 같은 학교 고등학생들이 가득 모여 있는 열 대 정도의 차가 있었습니다. 그 당시 우리는 둘씩 또는 차 한 대에 꼭 찰만큼의 인원으로 주차된 차 안에 앉아 있거나 차 밖에 서서 친구들과 이야기를 하곤 했습니다. 우리는 펩시, 닥터 페퍼, 또는 코카콜라를 마셨고 햄버거와 감자튀김 그리고 핫도그를 먹었습니다.

기본적으로 우리는 행복했습니다. 우리는 10대였고 요란했고 시끄러웠습니다. 그렇게 햄버거 가게 주차장은 얘기를 하며 행복한 시간을 보내고 있는 우리들로 가득 차 있었습니다. 우리는 기대하는 대로의 삶을 살고 있었습니다. 우린 분명하게 규정되어져 있었습니다. 우리는 우리 자신으로 있는 것이 편안했습니다. 그리고 시대는 변화하고 있었습니다*The Times They Are A-Changing*.

흑인 여성들과 아이들이 탄 두 대의 승용차가 주차장으로 들어왔습니다. 그들은 차를 주차하고 차에서 내려 우리들처럼 서비스 받기를 바라며 햄버거 가게의 카운터로 천천히 걸어갔습니다. 그 여성들과 아이들이 차에서 내리자마자 주차장 전체가 갑자기 조용해졌습니다. 누구도 소리를 내지 않았고 아무도 이야기하지 않았습니다. 우리 모두는 우리의 문화적 환경에서 일어나지 말아야 할 어떤 일이 일어나고 있는 것을 주시하느라 바빴습니다.

두 흑인 여성과 아이들은 서빙 카운터 앞에 서서 주문을 했습니다. 햄버거 가게 주인은 손을 크로스 시키며 "서빙할 수 없다."
는 신호를 보냈습니다. 그들은 다시 주문을 한 것 같았고 그는 다
시 한 번 손을 크로스 시키며 상당히 짜증스럽게 "주문을 받을
수 없다."라고 입모양으로 말했습니다. 심하게 모욕을 당한 여성
들이 몸을 돌려 서로를 바라보기까지 아주 긴 정지의 순간이 있
었습니다. 그리고 나서 그들은 고개를 떨군 채 한 명씩 천천히 그
자리를 떠나 아이들의 손을 잡고 각자의 차로 돌아갔습니다. 주
차장은 완전히 조용했고 어떤 소리도 들리지 않았습니다. 모두
바라보고만 있었습니다. 개인적이며 동시에 집단적인 경험이었
습니다.

그때 주문을 했던 여성이 돌아서다가 발을 헛디뎌 넘어졌습니
다. 침묵이 깨지고 십대들로 가득 찬 주차장 전체에 웃음이 터졌
습니다. 여성들과 아이들은 얼어붙었고 아무도 움직이지 않았습
니다.

나는 모욕을 받고 조롱을 당하며 비웃음을 당하는 게 어떤 느
낌인지 알기에 나도 모르게 혼자 움직였습니다. 차 주변에서 지
금 웃고 있는 우리 십대들 중 누가 모욕을 모르겠습니까?

잠시 후 나는 넘어진 여성 옆에 섰습니다. 내가 그녀에게 손을
내밀어도 그녀는 나를 올려다보지 않았습니다. 그러나 내가 손
을 내밀자 주차장 전체가 순식간에 조용해졌습니다. 모든 것이
다시 조용해졌습니다. 고요하고 조용했습니다.

그녀는 나를 쳐다보지 않았고 내 손을 잡지도 않았습니다. 나

는 그녀에게 "내 손을 잡으세요"라고 말하며 미소를 지었습니다. 그녀는 나를 쳐다보지 않았지만 내 손을 잡았고 나는 그녀를 일으켜 세웠습니다. 그리고 마주 서서 서로 예상치 못한 상황에 어떻게 반응해야 할지 모른 채 잠시 그리고 영원히 서로의 눈을 바라보았습니다. 그런 다음 나와 흑인 여성들과 아이들은 주차된 차를 향해 함께 걸어갔습니다. 여성들과 아이들 모두 각자의 차로 돌아갔습니다. 나는 함께 갔던 그 여성을 위해 차 문을 열어주었습니다. 우리 둘 다 방금 겪은 일에 대해 아무 말도 하지 않았습니다. 그녀가 차에 타기 전에 우리 둘은 무슨 일이 일어났는지를 생각하며, 우리가 막 경험한 삶에 대해 실망하면서 서로를 바라보았습니다. 그녀는 나에게 고마워하는 것 같았습니다. 나는 긍정의 뜻으로 말은 하지 않고 고개를 끄덕였던 것 같습니다. 나는 아주 강렬하고 예상치 못한 그 경험의 순수한 본질에 압도되었습니다. 나는 그녀의 차 문을 닫았고 여성들과 아이들이 탄 두 대의 차는 떠났습니다. 그들은 차를 몰고 멀어져 갔고 나는 그들이 차를 몰고 멀어져 가는 것을 지켜보았습니다. 그리고 그들은 주차장으로 들어왔을 때와 마찬가지로 재빨리 사라졌습니다.

그리고 나서 나는 떠나가는 차와 학교 친구들이 가득 타고 있는 주차된 차 사이에 혼자 서 있다는 것을 깨달았습니다. 학교 친구들을 등지고 혼자 서 있었습니다. 여성들과 아이들이 떠나는 것을 혼자 서서 바라보고 있던 그 순간 나는 결코 내가 있었던 곳으로 다시 돌아갈 수 없다는 것을 깨달았습니다. 내가 지금까지 의심하지 않고 가졌던 믿음이 그동안 겪어보지 않았던 방금의 일을 통해 막 깨졌다는 통찰과 깨달음이 생겼습니다. 나는 내 과거를 막 떠났고, 다시 돌아가서 이제까지 보아온 방식으로 그 것들을 바라볼 수 없었습니다. 우리 중 누구라도 도로에 넘어졌던 그 여성에게 손을 내밀 수 있었습니다. 그것은 보통 우리가 하는 일이었습니다. 한 사람이 모욕을 당했고 넘어져서 더 큰 창피함을 느끼게 되었습니다. 그래서 손을 뻗어 일어나는 것을 도왔습니다. 아주 단순한 일이었습니다. 그런데 왜 한 명을 빼고 그 누구도 행동을 취하지 않았을까요? 왜 더 많은 사람들이 그녀가 인간으로서 존엄성을 회복하도록 돕지 않았을까요? 이러한 일은 일어나지 말아야 했지만 일어났습니다.

내가 학교 친구들을 바라보며 혼자 서 있었을 때 나는 소속된 것과 소속되지 않은 것에 대한 새로운 깨달음에 사로 잡혔습니다. 내가 나 자신이라고 생각했던 것과는 다른 어딘가에 속해 있으면서 정의되지 않은 채, 그러나 여전히 정체성은 가지고 있으면서 서 있었습니다. 아버지의 차에 올라타고 집에 갈 때까지도 여전히 침묵을 지키고 있던 학교 친구들을 바라보며 나는 나 자신 외에는 결코 다른 사람이 될 수 없으며, '나 자신'은 아직 발견되지 않았다는 것을 그 순간 깊이 이해하게 되었습니다.

이것이 내가 경험했던 것이고 그것에 대한 나의 반응입니다. 내가 알렉산더의 가르침을 배우기 훨씬 전에 내가 누구인지를 형성하는 데 도움이 된 여러 이야기 중 하나입니다. 이러한 경험에서 나온 깨달음과 학습의 단계는 내가 해 오고 받았던 알렉산더 레슨과 닮아 있습니다.

첫째, 나는 '나'인 것에 익숙한 방식과 다른 '나'를 경험했습니다. 둘째, 그 경험은 나에게 가능성에 대한 새로운 인식을 주었습니다. 셋째, 그 경험은 내가 나이기 위해 그래야만 한다고 느끼는 사람이 아니라 내가 어떤 사람이 될 수 있는지에 대한 새로운 통찰을 주었습니다. 넷째, 그 경험은 나 자신에 대해 더 깊이 이해하게 해 주었습니다. 이것들은 알렉산더 수업에서 안내 받을 수 있는 배움의 4단계입니다. 그리고 운이 좋으면 "각각 따로따로 그리고 동시에" 이 모든 것들이 한번에 일어납니다.

여성들과 아이들이 떠난 후 그 당시 나의 가장 친한 친구와 함께 차에 탔습니다. 그는 나에게 "도대체 뭣 때문에 그런 짓을 한 거야?"라고 물었습니다. 나는 그를 한참 바라보고 나서 대답했습니다. "어떻게 안 할 수가 있어?" 그는 아무 말도 하지 않았고 나는 차를 몰았습니다. 그리고 이 경험을 바탕으로 내가 어떻게 성장해 왔으며 어떻게 발전해 나갈지에 대한 고민들을 하게 되었고, 몇 달 후 나는 고향을 떠나 캘리포니아에 가서 그 전의 나의 예상과는 달리 연극계에서 경력을 시작했습니다. 그리고 이것은 또 다른 이야기의 시작입니다.

On Using Your Hands

손을 사용하는 것에 관하여

손을 사용하여 신체에만 귀를 기울인다면, 당신은 그 사람을 온전히 이해하지 못 할 것입니다. 하지만 당신이 전달하는 것에 대한 그들의 반응에 귀를 기울인다면 그들을 더 많이 이해하게 될 것입니다.

무언가를 손으로 만질 때 당신의 의식을 사용하면 일상 속에서도 손을 사용하는 것을 연습할 수 있습니다. 손의 미적 특질을 연습하기 위해서는 손이 팔과 연결되어 있고, 팔은 몸통과 연결되어 있고, 결국 그것들 모두는 마음과 연결되어 있다는 것을 이해하기 바랍니다.

학생에게 손을 올려 놓을 때 당신은 잠시 동안은 그들의 습관

에 손을 얹게 됩니다. 그들은 긴장하며 몸의 여러 부분을 과하게 동원[25]하는 것에 익숙합니다. 하지만 그 첫 느낌[26]에는 잠시만 머무르길 바랍니다. 대신 그 습관적인 움직임 속 깊숙히 있는 것에 귀를 기울이세요. 그러면 그 사람이 기능하도록 원래 디자인된 방식에 속하는 움직임을 발견하게 될 것입니다. 바다와 파도에 비유한다면, 당신은 파도가 파도로서 분명하게 떠오를 때 바다와 그 자신을 구별하는 것을 주목할 것입니다. 그러나 파도 속의 물은 다음 파도가 떠오르기 전에 항상 바다로 다시 가라앉습니다. 습관은 그렇지 않습니다. 사람은 자신을 전체*the whole*와 구별하고 그 정체성을 유지하기 위해 습관을 필요로 합니다. 그래서 정체성을 모두 벗어던지고 바다로 쉽게 돌아가는 자연의 파도와는 달리, 습관은 바다(전체)로 쉽게 돌아가지 않는 경향이 있습니다.

누군가와 접촉할 때 당신은 그 순간을 터치하고 있는 것입니다. 당신은 그들이 더 이상 강화하고 싶지 않은 것이 무엇인지 알아차리도록, 그리고 또 다른 가능성을 느낄 수 있도록 도와줍니다.

───────────

모든 사람이 변화를 느끼지는 않을 것입니다. 거기에는 타당

25　역자 주, 근수축이 일어날 때 운동단위의 활성화가 일정한 순서에 의해 일어나며 여러 개의 운동단위가 하나의 목적을 위하여 같이 일하는 것을 말한다.
26　역자 주, 그 사람의 '습관'에 손을 얹었다는 느낌.

한 이유가 있을 수 있습니다. 그것은 절대 학생의 잘못은 아닙니다. 당신은 그저 그들에게 다가갈 다른 방법을 찾아야 합니다.

　궁극적으로 우리는 가능한 한 의도*intention*에 가깝게 작업하기를 원합니다. 이는 하지 않는 것*not doing*에 가장 가까운 것이며 의도를 통해 작업하는 것은 하지 않기*not to do*를 선택하는 길입니다. 만약 내가 교사로서 정말로 당신이 자신을 충분히 드러낼 수 있도록 한다면, 대부분의 작업은 당신이 하는 것입니다. 그것이 이 작업의 핵심입니다.

　당신은 몸 전체와 연결되어 있는 머리와 목의 특수한 관계를 가지고 작업할 수 있고 이는 전체에 영향을 줄 것입니다. 보다 통합적으로 작업할수록 판단하지 않고, 변화해야 한다는 강한 욕망을 가지지 않고, 있는 그대로 인정하기가 무엇인지를 깊이 인식하게 됩니다.
　넌두잉*non-doing*[27]방식의 핸즈온은 우리의 타고난 존재를 진정

27　역자 주, 알렉산더 테크닉의 기본 원리 중 하나로 넌두잉은 두잉*doing*과 대조되는 개념으로 두잉이 익숙하고 습관적인 반응에 의한 것이라면 넌두잉은 습관적인 반응에 따르지 않고 주어진 순

으로 신뢰하는 것과 관련이 있습니다. 우리는 적극적으로 관계를 유지하도록 디자인되었습니다. 당신의 목표가 그 사람의 습관들을 다루는 것이 아니라 그의 깊고 변치 않는 통합된 상태와 소통하는 것이라면, 당신은 자신의 통합된 상태로 다시 돌아가서 그것을 믿고 신뢰해야 합니다. 그것으로 충분합니다.

내가 핸즈온하는 것은 움직임입니다. 나는 움직임의 존재(자유로움)와 움직임의 부재(제한됨)에 대해 생각합니다.

간의 흐름을 따르는 방식이다. 넌두잉 방식의 핸즈온은 알렉산더 테크닉의 독특한 터치 방식으로 조정하거나 직접적으로 바꾸려는 의도를 가지지 않는다. 간접적이고 조건적이지 않은 터치 방식이다.

터치에 관하여

서구 문화권에서 누군가를 터치한다는 것은 어떤 방식으로든 무언가를 원하는 것입니다. 조건이 있는 터치입니다. 대부분의 터치는 한 사람이 다른 사람에게 자기가 바라보는 현실과 세상을 바라보는 그들의 관점에 동의하도록 시도하는 것입니다. 어느 정도의 '조종*manipulation*'이 조금이라도 포함되어 있습니다.

우리가 원하는 알렉산더 테크닉의 터치는 '조건적이지 않은 것'입니다. 우리는 아무것도 바라지 않습니다. 대신에 누군가가 우리를 터치하도록 허용하면서 동시에 우리가 그를 터치하기를 바랍니다. 누군가의 존재만으로 그만의 고유한 아름다움에 우리가 얼마나 깊이 터치될 수 있는지 모릅니다.

넌두잉*non-doing* 방식(즉, '조종하지 않는*non-manipulative*' 방식)으로 터치한다는 것은 지적인 두 시스템이 서로 대화를 나누는 것입니다. 당신이 통합적으로 자신을 사용하고 있다면 그것을 상대방에게 전달할 것입니다. 학생을 터치할 때 나는 행동 패턴 아래에 있는 움직임 즉 파도 아래에 있는 바다에 귀를 기울입니다. 그것이 보다 더 통합된 움직임이기 때문입니다.

귀를 기울이고 받아들이는 것이 당신이 알렉산더 작업을 할 때 원하는 존재의 상태입니다. 좋은 터치는 부분적으로는 아는 것에서 나옵니다. 예를 들어 머리-목의 관계에 대해 깊이 있게 아는 것, 습관적으로 움직이는 것에서 벗어나서 움직일 때 그들에게 무엇이 가능한지 아는 것입니다.

———————

앞 장에서 보았듯이 우리 각자는 자신만의 이야기를 가지고 있습니다. 그 이야기들은 우리의 개인적 서사를 결합하여 만들어집니다. 다음의 이야기는 나의 개인적 서사의 한 부분입니다. 이것은 나에게 터치의 힘에 대해 알게 해 줬습니다.

꽤 오래 전에 일본에서 워크숍을 할 때 놀라운 경험을 했습니다. 나는 도쿄와 오사카에서 2주간 수업을 하고 있었습니다. 보스턴으로 돌아가기 바로 전날이었습니다. 워크숍에는 15명이 참가했고, 알렉산더 레슨을 이전에 경험하거나 영어를 할 줄 아는 사람이 아무도 없었습니다. 나는 핸즈온으로 그들 각자에게 알렉산더 경험을 짧게나마 해 주고자 했습니다. 21살 정도 되어 보이는 젊은 여성의 차례가 되었습니다. 그녀는 바닥에 양반다리를 하고 앉아 다리와 손을 모으고 등을 약간 구부리고 있었습니다. 나는 그녀의 머리와 목에 손을 올려놓아도 될지 물어보았습니다. 그녀가 앉아 있는 동안 나는 그녀의 뒤에 서서 핸즈온을 했고 통역자는 나의 설명을 일본어로 전달했습니다. 그녀의 반응은 즉각적이었습니다. 먼저 그녀의 등이 길어졌고 안정적으로 앉았습니다. 그리고 마치 그녀가 자신에 대한 새로운 경험에 깨어난 것처럼 뒤를 돌아 나를 바라보았습니다.

나는 그녀에게 어떤 경험을 했는지 물었습니다. 내가 그녀에게 손을 얹은지 몇 분 밖에 지나지 않았습니다.

그녀는 "내가 맞아야 한다는 기분이 들지 않았어요."라고 대답했습니다.

"그게 무슨 의미인가요?" 그녀의 대답을 제대로 이해하지 못해서 내가 물었습니다.

"당신이 내게 손을 얹기 전에 나는 항상 맞아야 할 것 같은 기분이 들었어요."라고 그녀가 말했습니다.

나는 그녀에게서 물러나며, 아마 그 순간 그 스튜디오에 있는 모두가 가졌을 그 질문을 다시 했습니다. "그게 무슨 의미인가요?"

"부모님이 저를 때려요."

"어렸을 때를 말하는 건가요?"

"아뇨. 지금요."라고 그녀가 답했습니다.

나는 진심으로 염려가 되어 말했습니다. "당신이 존중되어야 하는 사람이라는 걸 알고 있나요? 누구도 당신을 아프게 하거나 당신에게 해를 끼칠 권리는 없어요."

"지금 그것을 알게 되었어요. 당신이 나에게 터치하기 전에는 몰랐어요."라고 그녀가 말했습니다.

우리가 서로 알게 된 지 겨우 몇 분밖에 지나지 않았습니다. 우리는 서로를 바라보며 미소를 지었습니다. "나에게 약속 하나만 할 수 있나요?" 내가 물었고 "네"라고 그녀가 답했습니다.

"당신이 충분히 안전하다고 느낄 때 부모님께 조용하지만 명료하게 이야기했으면 해요. '저는 존중되어야 하는 사람이에요. 누구도 저를 아프게 하거나 해를 끼칠 권리는 없어요. 부모님 역시 절대 그럴 권리가 없어요. 만일 다시 한번 폭력을 행사하면 저는 떠날 거예요. 그리고 다시는 저를 보지 못할 거예요.'라고요. 그리고 앞으로도 또 때릴 건지 물어보세요."

그녀는 조용하고 차분하게 그저 미소를 지으며 나를 바라봤습니다. "이렇게 얘기할 수 있겠어요?"라고 나는 다시 물었습니다.

그러자 어떤 주저함도 없이 그녀가 말했습니다. "이제는 할 수 있을 것 같아요…. 당신이 내게 터치했으니까요."

터치…. 깊은 단계의 의사소통으로써 조건 없는 터치는 자기에 대한 모든 잘못된 믿음으로부터 스스로를 자유롭게 합니다. 그녀는 더 이상 스스로를 맞아도 되는 사람이라고 믿도록 길들여진 사람이 아니었습니다.

나는 다음날 비행기를 타고 집으로 돌아왔습니다. 그 다음 해 다시 일본으로 수업을 하러 가게 되었습니다. 그리고 당연히 그 젊은 여성을 다시 볼 수 있을지 궁금했습니다. 그녀는 통역자와 함께 개인 레슨을 하러 나타났고 서류 가방과 두 개의 큰 포스터 보드를 가지고 왔습니다. 그녀는 미소 지으며 통역자를 통해 당당한 태도로 나에게 말했습니다:

"앉으세요."

내가 그 말대로 성실히 잘 따라 앉자 그녀의 미소가 더 커졌습니다.

그리고 나서 그녀는 첫 번째 포스터 보드를 보여 주었습니다. 포스터 보드에는 부모, 조부모, 증조부모, 아이들, 손자, 증손자의 결혼 날짜와 태어난 날짜, 사망 날짜까지 4대에 걸친 모든 가족들의 정보가 세세하게 일본어로 적혀 있었습니다. 그리고 그녀는 4대에 걸친 폭력을 설명했습니다.

"이것이 저의 가족이었습니다."

그렇게 말하고 나서 그녀는 포스터 보드의 아래쪽에 있는 그녀의 이름을 가리켰습니다.

"저는 더 이상 이 가족에 속하지 않아요. 저는 여기 살고 있어요. 당신과의 약속을 지켰어요."라고 말하며 가게도 밖에 있는 그녀의 이름을 가리켰습니다.

그녀는 내가 제안한 대로 그녀의 부모 앞에 서서 "저는 존중되어야 하는 사람이에요. 어느 누구도 저를 아프게 하거나 해칠 권리는 없어요. 그건 부모님도 마찬가지예요. 만일 다시 한번 저에게 폭력을 행사하면 저는 집을 나갈 거고 다시는 저를 보지 못할 거예요. 그래도 저를 때릴 건가요?"라고 말했다고 했습니다. 하지만 그들은 똑같이 행동할 거라고 대답했다고 합니다. 그래서 그녀는 직장을 구해 집을 나와서 아파트를 구했다고 했습니다.

그녀는 두 번째 포스터를 보여 줬습니다. 그 포스터에는 아마 30개 정도의 작은 구름 모양이 그려져 있었습니다. 각각의 구름에는 글이 적혀 있었는데, 그 중 첫 번째로 쓰여진 것은 이렇습니다. '나는 존중되어야 하는 사람이다. 어느 누구도 나에게 폭력을 행사할 권리는 없다.'

첫 구름에 그녀는 내가 그녀에게 타고난 권리라고 말한 것을 적었습니다. 자신에 대한 또 다른 깨달음이 구체화되면서 그것은 다음 구름, 또 다른 구름, 그 다음 구름으로 이어졌습니다. 그녀는 말을 이어갈 때마다 그녀가 믿도록 강요된 자신이 아니라 실제 자신인지를 확신할 때까지 잠시 묵상에 잠겼습니다.

"지금은 부모님을 존중하는 의미로 특별한 날에만 사람이 많은 식당에서 만나요. 나는 이제 완전히 나만의 것이에요. 그리고 그것은 당신 책임이에요."라며 유난히 진심 어린 미소를 지으며 말했습니다.

그녀는 포스터 보드를 내려놓으며 크게 말했습니다. "이제 레슨을 받고 싶어요."

그리고 나는 속으로 '네, 당신이 내게 준 레슨에 대한 보답으로 기꺼이 레슨을 해 드릴게요.'라고 생각했습니다.

터치!

사람은 누구나 그 존재 안에 그리고 그 아래에 성스러운 공간을 가지고 있습니다. 그 공간은 안전하고, 스스로에 대한 사랑과 존중이 있으며, 현재와 과거의 진짜 자기 자신(당신이 되기 위해 그래야 한다고 생각하는 자신이 아니라)을 위한 곳입니다.

On Working in Activity

활동 중에 작업하는 것에 관하여

알렉산더 수업을 할 때 당신은 학생이 어떤 활동*activity*을 하는 동안 그들이 누구인지를 경험하는 것과 동시에 그들이 참여하고 있는 활동을 다루며 작업합니다. 그렇게 하는 동안 당신도 자신이 하고 있는 일과 관련하여 당신이 어디에 있는지에 충실해야 합니다. 그것이 선禪 궁수*Zen archer*의 자세 — 바로 존재하는 것과 행하는 것 사이에서 균형을 이루는 것*poised*입니다.

당신은 학생이 참여하고 있는 활동으로부터 그의 주의를 멀어지게 하려는 것이 아닙니다. 그것은 마치 당신이 고정되어 있고 당신 주변으로 물을 흐르게 하는 것이 아니라 개울 안에 직접 들어가 흐름과 함께 하는 것과 같습니다.

활동을 하고 있는 사람에게 손을 얹는 것은 움직임을 선택하도록 초대하는 것입니다. 그 선택은 평소에 하던 것이 될 수도 있고, 아니면 다른 것이 될 수도 있습니다. 예를 들어 노래를 부를 때 손을 얹는 것은, 그가 노래를 부를 때 필요하다고 생각하는

터칭 프레즌스*TOUCHING PRESENCE*

그 자신과의 관계에 손을 얹는 것입니다. 당신은 단지 그 사람의 '몸' 또는 '사용'이 아니라, 그 '사람'과 함께 작업하는 것입니다.

　활동 중인 누군가와 작업할 때 당신은 그가 하고 있는 일이 무엇이든지 그 사람이 그 일을 하는 동안 좀 더 통합되도록 돕습니다. 인히비션을 하기 위해 습관을 강조하게 되면 그 사람을 멈추게 합니다. 비판의 조짐이 아주 약간이라도 있으면 역효과가 날 수 있습니다. 학생이 노래 부르는 것을 보고 듣는 동안, 나는 알렉산더 테크닉에 대해서는 생각하지 않습니다. 나는 그 사람이 노래를 얼마나 잘 부르는지에 상관없이 그저 그 순간에 감사하며 인정할 뿐입니다. 전통적인 알렉산더 접근 방식은 그 사람이 습관적인 사용을 자제하도록 돕습니다. 그러나 나는 그 사람이 하고 있는 일에 감사하며 그 일을 인정하고, 그리고 그 일에 감동 받아서 참여하는 것을 더 선호합니다. 그 '사람'에게서 '사용'을 완전히 분리할 수는 없지만 '사람'을 무시하고 '사용'을 강조할 수는 있습니다. 당신 자신이나 다른 사람을 판단하지 않는 것은 중요합니다 ― 그것은 상황을 그저 흐리게 할 뿐입니다. 판단하지 말고 당신 자신을 만나기 바랍니다.

지금 현재 당신이 있는 곳에서 당신을 다른 곳으로 내보내는 것은 나의 권리가 아닙니다. 당신을 없애지 않고 당신이 어디에 있는지를 당신에게 드러내 보여주는 것이 내가 할 일입니다. 일단 당신이 어디에 있는지 알게 되면 당신은 원할 때 어디로든 갈 수 있습니다.

On the Primary Control

프라이머리 컨트롤[28]에 관하여

F.M. 알렉산더는 프랭크 피어스 존스에게 쓴 편지에 사실은 프라이머리 컨트롤과 같은 것은 있지 않다고 다음과 같이 썼습니다. "프라이머리 컨트롤 같은 것은 실제로 없으며 그것은 관계성과 관련된 영역입니다." 프랭크는 알렉산더와 테크닉에 관해 논의할 때 프라이머리 컨트롤에 대해 보다 분명하게 하기 위해 그의 설명을 적었습니다. 프랭크의 연구는 경추와 후두 반사에 초점을 맞췄는데 이는 실제로 신체의 신경근계 전체 움직임 패턴에 영향을 미칩니다. 프랭크는 연구 당시 알렉산더가 프라이머리 컨트롤이라고 기술한 과정과 관련하여 다른 수많은 조절 메커니즘이 있다는 것을 잘 알고 있었습니다. 개인적으로 나는 프랭크가 말한 자발적 행동을 촉진하는 머리와 목의 반사 작용으로써 프라이머리 컨트롤의 설명을 더 선호하는데 이것은 반사 작용을 방해

---

28 역자 주, 한국에서 중추 조절이라고 번역된 프라이머리 컨트롤은 신체의 움직임을 조절하는 일차적 역할을 하는 머리, 목, 몸통의 관계를 말한다.

하는 것으로써의 프라이머리 컨트롤과는 대조적입니다.

　프라이머리 컨트롤의 핵심은 관계입니다. 나에게 프라이머리 컨트롤은 관계성을 아는 것입니다. 실제로 프라이머리 컨트롤이 존재할까요? *F.M.* 알렉산더가 왜 이 용어를 사용했는지는 잘 모릅니다. 하지만 그가 루돌프 마그누스*Rudolf Magnus*[29]의 동물과 인간의 긴장성 머리-목 반사*tonic head-neck reflex*에 관한 실험을 한 후에 이 용어를 사용했다는 것은 잘 압니다. 이 실험 결과를 바탕으로 마그누스는 머리-목 반사 작용이 몸통과의 관계에서 머리의 위치 변화에 따른 결과이고, 뇌간에 위치한 직립 반사와 밀접한 관계가 있다는 결론을 내렸습니다. 알렉산더는 머리와 나머지 신체의 관계에 속하는 제어 메커니즘의 결정적 증거로 마그누스의 실험을 채택한 것으로 보입니다. 그리고 그는 이것을 '프라이머리 컨트롤'이라고 불렀습니다.

　많은 알렉산더 교사들도 프라이머리 컨트롤과 같은 것은 없지만 신체 전체에 영향을 주고 척추가 제한 없이 건강하게 기능하도록 하는 머리와 목의 특정한 관계가 있다는 것은 압니다. 그리고 실제로 이는 중력에 반응하여 우리의 움직임에 영향을 미칩니다. 머리가 환추 후두 관절에서 움직이려면 실제 머리와 등으로 확장되는 목 근육의 자유로움이 필요하다는 점에서 머리와 목의 관계에 중요한 움직임이 있다는 것은 확실합니다. 블란

29　역자 주, 루돌프 마그누스(1837~1929)는 독일의 생리학자이며 약리학자로 머리의 위치가 자세를 조절하는 중심 매커니즘이라는 것을 발견했다.

드와 부쉬의 연구 논문[30]에서 경추는 "신체에서 가장 복잡한 관절 시스템이고 … 일반적으로 목은 잠을 자거나 깨어 있는 시간 모두 합해서 시간당 600번 이상 움직인다"고 설명합니다-이것은 평균 6초에 한 번입니다! "우리 근골격계의 다른 어떤 부분도 그렇게 끊임없이 움직이지 않는다."

나의 오랜 친구인 데이빗 고어만[31]은 최근 나에게 보낸 편지에서 이를 잘 설명했습니다:

"'목을 자유롭게 하라free your neck'에서 나오는 목neck은 소위 '목'만을 의미하는 게 아니라는 점이 중요하다고 생각해요. 목이 있고, 목의 가동 범위가 유연한 것은 모두 머리 때문이죠. 그래서 목만을 움직일 수는 없어요. 머리와 어깨를 고정시키고 목을 한 번 움직여보세요. 움직일 수 없을 거에요. 목은 혼자서 존재하는 것이 아니라 머리와 나머지 신체를 연결하는 부분이고, 그래서 목이 머리의 사지 역할을 하고 머리가 움직이죠.

---

30 『경추, 해부학 및 생리학에서 임상 치료까지』, 블란드·부쉬Bland and Boushey(1992), 1989년 프랑스 퐁텐블로에서 열린 국제생리과학연맹(International Union of Physiological Sciences)학회에서 발표된 115편의 논문 중 하나이며 머리-목 감각 운동 시스템(Berthoz et al, 1992)이라는 책으로 출간되었다.

31 데이빗 고어만David Gorman은 알렉산더 테크닉 교사이자 알렉산더 테크닉 교사를 양성하는 교사이며 러닝 메소드The Learning Methods 작업의 설립자이다. 『움직일 수 있는 몸The Body Moveable』이라는 650페이지의 해부학 책의 저자이자 일러스트레이터이며, 알렉산더 테크닉에 관한 책 『우리 자신을 바라보기Looking At Ourselves』의 저자이다. 그 외에도 많은 글과 에세이를 저술했다.

그러면 머리가 목에 의해서 넓은 범위로 자유롭게 움직일 수 있다는 것이 왜 그렇게 중요할까요?

머리는 단지 표면에 머리카락이 나 있는 신체 맨 위의 둥그런 뼈가 아니에요. 그것은 외부로 향하는 감각들이 위치한 곳이며, 특히 시각, 청각, 후각과 같이 멀리서 일어나는 일을 감지하는 감각기관이 있는 곳이죠. 이는 직접적인 접촉이 필요한 촉각과는 달라요. 또한 이 감각들은 카메라나 마이크처럼 자신에게 오는 것을 받아들이는 수동적인 수용체가 아니고, 인간인 우리가 끊임없이 적극적으로 정보를 찾아 나서게 하죠 — 고개를 돌려서 보고, 코로 아름다운 향기를 따라 맡으며, 소리가 어디서 나는지 고개를 들어 귀를 쫑긋거리고, 누군가의 움직임을 따라 미소 짓고 목소리로 응답해요. 세상에 주의를 기울일 때 머리는 끊임없이 움직이고 무슨 일이 일어나고 있는지 정보를 모아서 대응할 수 있어요. 그리고 머리는 우리가 의도한 활동을 이끌고, 안내하며, 반응하고, 움직이죠.

다시 말해서 목의 역할은 주의attention와 의도intention를 가진 머리를 따라가기 위해서 필요한 엄청난 범위의 움직임을 제공하는 것이에요. 그래서 무언가를 보기 위해 몸 전체를 매번 돌릴 필요가 없어요. 목의 근육들은 머리의 움직임을 가능하게 할 뿐만 아니라 동시에 머리가 움직일 때 머리를 지지하기도 해요. 마찬가지로 중요한 것은 머리가 어디에서 어떻게 움직이는지 지속적으로 몸에 보고하는 감각 메커니즘이 목 근육과 관절에 있다는 것이지요. 그래서 신체의 나머지 부분들은 우리가 무엇을 하고 있는지 알 수 있고, 자신의 주의와 의도에 따라 조정되고 지지를 받으며, 균형 잡힌 방식으로 활동하도록 구성돼 있어요.

따라서 '머리'가 이끌고 '몸'이 따라간다는 말은 사실 정확한 표현이 아니에요. 우리의 '주의'와 '의도'가 이끌고 나머지 부분이 활동을 하기 위해 세상과 조화롭게 조정된다고 얘기할 수 있어요[32]."

———————

알렉산더 작업을 할 때 우리는 프라이머리 컨트롤보다는 신체의 항상성을 방해하는 것을 더 다룹니다.

———————

목은 열쇠이고 자물쇠는 여러분 자신입니다. 자신을 열기 위해서는 열쇠를 올바른 방향으로 돌려야 합니다.

———————

32 데이빗 고어만과의 개인적 대화, 2019년 7월 27일, 허락하에 인쇄함.

디렉션에 관하여

기본이 되는 디렉션은 '목이 자유롭고, 머리가 앞과 위로 향하며, 등이 길어지고 넓어진다.'입니다. 이것은 신체 전체에 영향을 미치기 때문에 중요합니다.

디렉션을 주거나 확인하는 것이 실제로 그 디렉션에서 얘기하고 있는 움직임을 시작하게 할까요? 아닙니다. 디렉션을 주는 것은 본질적으로 의도를 설정하는 것이며, 신경계는 그 주체의 의도에 따라 신체를 준비시킵니다. 그러나 뇌의 관점에서 볼 때 '머리를 앞과 위로 향한다'라는 디렉션이 실제로 머리를 앞과 위로 움직이게 하는 것은 아닙니다. 그보다는 당신이 디렉션을 주는 순간 바로 직전에 하고 있던 것을 더 이상 하지 않게 됩니다. 그리고 당신이 신경계에 하라고 요청했던 것(바로 직전에 하고 있던

것)을 하지 않으면, 당신이 하고 있는 일과 관련하여 신경계는 항상성을 유지하려는 반응을 보입니다. 아주 잠깐 동안 당신은 자신의 습관에 완전히 사로잡혀 있지 않은 상태가 됩니다.

———————

디렉션은 비타민 약과 같아서 예방 수단으로 사용할 수 있습니다.

———————

지금 이 순간에 자신이 되는 스스로를 만나는 것이 끊임없이 디렉션에 맞춰서 살려고 노력하는 것보다 훨씬 낫습니다.

부처는 자제를 통해 성불을 이루었지만 자제(인히비션)라고 이름 붙이지는 않았습니다. 바가바드 기타*Bhagavad Gita*[33]는 자제하는 과정에 대한 하나의 위대한 책입니다.

———————

———

33 역자 주, 인도 힌두교의 2대 서사시의 하나인 마하바라타*Mahabharata*의 일부.

나는 항상 힐렐(중요한 유대 종교 지도자 중 한 명)과 나사렛 예수(기독교의 중심 인물)가 똑같은 가르침에 대해 뚜렷한 견해의 차이를 보이는 것에 흥미를 느꼈습니다. 힐렐은 우리가 받기를 원하지 않는 것은 다른 사람에게도 하지 말라고 했습니다. 예수는 우리가 받기를 원하는 대로 다른 사람에게 하라고 했습니다. 두 가르침 모두 같은 말입니다.

하지만 힐렐은 우리가 원하지 않는 것을 자제해서 원하는 것을 선택하도록 하고, 예수는 먼저 원하는 것을 선택해서 원하지 않는 것을 자제하도록 합니다. 두 가지 방식의 인히비션입니다.

두 방식 모두 자제의 개념이 신체를 제외한 사고 과정에 있다는 점이 흥미롭습니다. *F.M.* 알렉산더는 한 단계 더 나아가 '몸을 가진 존재로서의 자신'을 포함시켰습니다. 이제 한 단계 더 나아가 '정의하기를 보류하기'라는 개념을 포함시켜 보면 어떨까요? 아주 잠깐만이라도 우리의 행동이 다른 사람에게 미치는 영향과 그들이 우리를 어떻게 대하기를 원하는지에 대해 정의하는 것을 보류한다면 어떻게 될까요? 그러면 시간과 공간이 생겨서 자신이 드러나고 스스로를 목격하는 동시에 다른 사람들도 드러나게 되어 그들을 볼 수 있게 됩니다. 그리고 결과적으로 선택은 스스로가 만든 확장된 인식을 통해 하게 될 것입니다.

디렉션이 당신에게 효과가 있다면 사용하기 바랍니다. 특정 상황에서 효과가 있다면 그 순간에 사용하면 됩니다. 나는 알렉산더가 인히비션과 디렉션을 분리하지 않고 함께 사용하고자 했던 것을 압니다. 알렉산더는 자신이 습관적으로 말하는 방식을 고치려고 했을 때 다르게 하는 것*doing*으로는 바꿀 수 없다는 것을 깨닫고 목을 자유롭게 허용해야 한다는 것을 알게 되었습니다. 대단한 깨달음의 순간이었습니다. 그는 익숙한 사고 방식보다 그 순간 전개되는 행동을 우선적으로 허용해야 한다는 것을 알았습니다. 익숙한 사고 방식은 목 근육에 필요한 자유를 제한했습니다. 나에게 이 모든 것은 인히비션과 관련하여 시작되었습니다. 내가 하고 있는 것을 알아차리고 멈출 수 있는 순간에, 즉시 더 깊은 움직임을 발견할 수 있었습니다. 후에 나는 '정의하기를 보류하기'가 '진행 과정'으로써 모든 것을 포함시키는 것임을 알게 되었습니다.

몸은 해야 할 일을 알고 있습니다. 몸이 길을 찾을 것입니다. 선택을 하기 전에 몸이 원래 디자인된 대로 당신을 안내하도록 허용하세요.

──────────

내가 처음 알렉산더 테크닉 공부를 시작했을 때 프랭크 존스

가 디렉션을 사용하지 않고 작업하였기 때문에 나도 디렉션을
사용하지 않았습니다. 프랭크는 주로 인히비션에 집중했습니다.
그리고 나서 내 옆모습을 볼 수 있는 거울을 여러 개 옆에 세워
두고 무릎 굽히기, 의자에 앉고 일어서기를 해 보며 디렉션을 연
습했습니다. 그렇게 몇 년 동안을 연습했습니다.

———————

디렉션을 줄 때 먼저 의도를 가지고 그 다음에는 멈추세요. 생
각도 습관이 될 수 있습니다. 우리는 의도를 사용할 때 가능한 한
신경계에 가까이 있을 수 있습니다. 그러므로 디렉션을 줄 때 의
도를 먼저 생각하고 그런 다음 멈추고, 듣고, 그리고 무슨 일이
일어나는지 보세요.

———————

내가 의도에 집중하게 된 것은 본격적으로 달리기를 시작했
을 때입니다. 캘리포니아 산타 바바라 대학원에서 박사 과정을
하고 있을 때 나는 본격적으로 달리기를 시작했습니다. 1970년
부터 1972년까지 2년 동안 대학 캠퍼스의 해변을 따라 달렸습니
다. 1972년 터프츠 대학교의 교수로 부임하게 되어 보스턴으로
이사 온 후에도 계속 달리기를 했고, 2003년 아내가 세상을 떠난

후 두 아이를 돌봐야 할 때까지 달리기를 이어 나갔습니다. 1973년 어느 날 보스턴과 캠브리지를 가르는 찰스강 유역을 따라 달리다가 디렉션을 주기로 결심했습니다. 나는 달리기를 멈추고 잠시 걷다가 다시 달렸습니다. 그리고 다시 걷기 시작하며 기본 디렉션을 주었는데 실제로 디렉션을 주기도 전에 그 효과가 이미 나타나고 있는 것을 알아차렸습니다. 의도는 충분했고 몸 전체가 달리기로 활성화되었기 때문에 사고 과정은 거의 필요하지 않았습니다.

On "The Arms Support the Back"

"팔이 등을 지지한다"는 것에 관하여

우리는 항상 통합되어 있습니다. 그러나 통합의 정도가 약해질 수 있고 마치 통합되지 않은 것처럼 행동하기도 합니다. 알렉산더 작업의 목적은 마치 우리가 통합되지 않은 것처럼 행동할 때를 알아차리고 다르게 행동하는 것입니다.

자신 안에 있는 통합을 분리할 수는 없습니다. 오히려 우리는 항상 당신이 하고 있는 것, 생각하고 있는 것, 주변 환경과 관련하여 통합되어 있습니다.

일반적으로는 등이 팔을 지지한다고 생각합니다. 이런 생각은 하는 것에 초점을 맞추고, 존재하는 것의 지지를 인정하지 않고, 또 그 순간을 조정하고 관리하려는 생각과 같이 합니다. 예를 들어 자동차 핸들을 잡을 때 그 행위에만 집중한다면, 등이 움직임을 지지하는 것만을 경험할 것입니다. 그러나 하고 있는 행위와 그 '하고 있음'을 지지하는 당신의 존재가 동시에 통합되어 있음을 알아차린다면 지지가 한 방향 즉 등이 팔을 지지하는 방향으로만 일어나는 것이 아님을 알게 됩니다. 오히려 팔이 몸 전체에 정보를 제공하고 등을 지지합니다.

우리는 항상 무언가를 향해 손을 뻗습니다. 우리는 존재하는 것을 희생해서 앞으로 움직이는 것 즉 하는 것을 선호합니다. 하지만 당신은 지지감을 유지하면서도 손을 뻗어 누군가를 터치할 수 있습니다. 알렉산더는 이를 "팔이 등을 지지한다"고 말했습니다.

On States of Mechanical Advantage

역학적으로 유리한 상태에 관하여

알렉산더의 제자들은 인간을 포함한 모든 영장류가 지닌 고관절, 무릎과 발목관절의 굽힘을 설명하기 위해 '멍키monkey'라는 용어를 사용했습니다 — 어린 아이들은 어른들처럼 허리를 구부려 몸을 숙이지 않고, 다리를 구부려 숙인다는 것을 생각해 보세요. 알렉산더는 서 있는 상태에서 약간만 굽히든 깊이 스쿼트하는 것처럼 굽히든 이를 '역학적으로 유리한 자세'라고 보았습니다. 나는 이것을 텐세그리티tensegrity[34]의 이점을 가지고 있는 상대적인 상태로 봅니다. 이 상태에서 당신의 몸은 용수철처럼 작동하기 때문에 당신의 시스템은 역동적으로 움직이고, 당신은 지지를 받으며 존재하는 것에 대한 확실한 감각을 느낄 수 있습니다. 학생에게 손을 얹을 때 이 상태(역학적 유리한 자세)가 되면 당신은 스스로 지지를 받는 상태가 될 것입니다.

---

34 역자 주, 긴장, 장력tension과 통합integrity의 합성어인 건축 용어로 장력을 지닌 안정적 구조를 의미한다. 알렉산더 테크닉에서 인간의 몸을 중력에 반응하여 움직이는 텐세그리티 구조로 보고 있다.

Q. 당신은 일대일 수업을 받는 학생에게 이것을 직접 가르치나요?
A. 아니오.

그러나 나는 우리가 각자 헤아릴 수 없는 수백만 년의 세월에 걸쳐 바다에서 네 발 동물, 두 발 동물로 진화하며 발전된 조직화된 시스템으로 구성되어 있다고 설명합니다. 그리고 프랭크 피어스 존스가 '앉고 일어서기 작업'이라고 불렀던, 학생을 의자에서 앉고 일어서게 할 때 그들이 머리를 뒤로 젖혀서 머리와 목 근육을 불필요하게 긴장시키는 패턴이 얼마나 많은지 그들에게 보여줍니다. 이것은 특히 승모근과 흉쇄유돌근을 불균형하게 수축시켜서 머리를 몸 쪽으로 끌어당기고 어깨를 앞으로 구부정하게 해서 후두를 누릅니다.

그리고 나서 이 움직임은 대부분 습관적으로 일어나고, 이 습관을 자제했을 때 머리가 환추후두 관절로부터 훨씬 자유롭게 움직이게 되어서, 그 결과 몸 전체의 신경근, 골격, 근막 움직임의 패턴에 영향을 준다고 설명합니다. 이러한 설명은 보통 몇 분 안에 끝납니다.

그런 다음 앉고 일어서기와 굽히기의 움직임이 들어가는 일상의 수많은 활동들을 어떻게 하는지 보여줍니다. 나는 보스턴 지역에 살고 있고 스튜디오가 캠브리지[35]에 있어서 과학자나 의료계 종사자 학생들이 항상 있었습니다. 그들과 작업할 때 욕구를 충족시키는 과정에서 자신의 사용을 의식하는 것이 얼마나 실용적인 가치가 있는지 설명하기 위해 나는 그들의 일상적인 공간에서의 다양한 순간들을 말합니다. 그 순간들은 완전히 서 있다가 깊은 스쿼트를 하는 움직임을 하는 경우인데 보통 스스로를 자각하지 못할 때가 많습니다. 예를 들어 주방의 캐비닛 아래에 보관된 냄비나 프라이팬을 꺼낼 때 서 있다가 깊은 스쿼트를 할 때가 있습니다.

우리는 존재하기 보다는 하는 것을 선호하는 경향이 있어서 의도가 향하는 방향으로 움직이려고 합니다. 그래서 잡으려는 물건을 향해 허리를 구부립니다. 이것은 우리가 지지받고 있다는 느낌을 약화시키고 균형을 잡기 위하여 다리에 힘을 줍니다. 그리고 종종 하고 있는 일과 관련하여 우리의 몸이 어디에 있는지에 대한 감각을 잃게 됩니다. 우리는 하는 일과 관련하여 자신이 어디에 있는지에 대해 잘 의식하지 못합니다. 그렇기 때문에 욕구를 충족시키기 위해 우리가 디자인된 방식과 동떨어진 습관적인 행동 패턴을 만듭니다.

---

35 역자 주, 캠브리지는 보스턴 대도시의 일부로 하버드대학교, M.I.T, 세계 유명 대학 병원, 세계적인 제약회사 등이 많아 과학자, 대학 교수, 의료인이 많습니다.

실용적으로 의식을 적용하는 것은 지지를 받으며 존재하는 통합된 감각을 유지하고 신경계의 통합을 확실하게 경험하는 방법입니다. 알렉산더 작업의 가장 명백한 이점을 아주 간단하게 설명하면 자신이 하는 일의 목표에만 주의를 기울이는 것이 아니라 내적이고 외적인 인식을 모두 확장하여 당신이 하고 있는 일을 이루기 위해 자신을 어떻게 사용하고 있는지, 기능적으로 디자인된 방식에 맞게 사용하고 있는지 아닌지를 완전히 알아차리는 것입니다.

네 발 달린 동물에서 완전한 두 발인 동물로의 진화적인 발달을 이해하는 것은 전신을 구부릴 때 타고난 협응을 포기하지 않고, 하려는 일과 관련하여 가능한 가장 장력 구조적(텐세그리티)이고 통합적인 방식으로 스스로를 정렬하는 것입니다.

이러한 이해는 개방적이고 역동적인 마음의 상태입니다.

―――――――――

당신이 완전히 서 있다가 깊은 스쿼트를 하듯 구부릴 때 하려는 일과 관련하여 가장 적절한 사용법을 찾는 방식으로 의식을 재구성할 수 있습니다. 그때 당신은 자기 자신이 되는 당신을 만나게 되고 그것이 강화하고 싶은 자신인지 결정합니다.

On the Moment as a Movement

움직임으로서의 순간에 관하여

순간은 움직임입니다.

현재는 당신의 선택입니다.

그 순간에 속하겠다는 선택이며

그 길이 이끄는 곳이 어디든 그곳으로 가겠다는 선택입니다.

변화가 일어납니다.

계속 흘러가고 있는 현재 속에서

그리고 그 길이 당신을 이끄는 곳에서 움직임이 일어납니다.

모든 변화는 흘러가고 있는 현재 속에서 일어납니다.

존재하는 것들 사이, 그 공간에서

들숨과 날숨 사이

일출과 일몰 사이

자극과 반응 사이

당신이 속하기로 선택한 모든 것들 사이,

그리고 그 한가운데에서
당신의 선택이든
혹은 알아차림의 부드러운 불빛 속에서든
당신은 그저 그곳에 있음을 발견합니다.
당신이 속해 있음을 알게 된 바로 그 곳에
당신이 속해 있음을 알게 된 방식으로

질문과 대답

Q. 진실로 현재에 존재한다는 것은 무엇일까요?

A. 현재에 존재한다는 것은 도대체 무엇을 의미하는 걸까요? 먼저 당신의 몸은 현재 존재하고 있습니다. 그렇지만 의식하지 않으면 온전히 현재에 존재하고 있는 것이 아닙니다. 당신이 자신과 여기 존재하는 몸의 관계를 인정할 때 현재를 향해 나아갑니다. 당신이 그 관계에서 멀어질 때는 현재에 존재하지 않습니다. 그리고 다시 현재에 존재한다는 것은 주어진 순간에 온전히 속하겠다는 당신의 선택입니다.

계속 진행되고 있는 현재와 마찬가지로 순간도 움직입니다. 현재는 그 움직임에 참여해서 그 길을 따라가겠다는 당신의 선택입니다. 자극과 반응 사이에서 연속적인 변화가 일어나고 당신이 어떤 선택을 하든 그 선택은 당신이 속해 있는 그 순간에 의해 결정됩니다.

그것이 표면으로 드러날 때 당신은 그 순간을 알아차리게 됩니다. 보통 당신이 현재를 알아차리자마자 그 순간은 다음의 현재로 이미 바뀝니다. 그렇기 때문에 나는 현재 순간이 표면으로 드러나는 것을 알아차리는 것에 대해 이야기하고자 합니다. 예를 들어 사교 모임에서 방 건너편의 특정 사람에게 관심을 가지고 그에 대해 조금 더 알아가고 싶은 경우가 있습니다. 그 사람역시 시선을 교환하며 같은 생각인 것 같을 때 그 다음에 계속(현재로서) 이어지는 순간들을 있는 그대로 허용하고 선택한다면, 그상호작용이 당신을 어디로 데려갈지 진실로 알게 될 것입니다. 서로 대화를 하게 될 수도 있을 겁니다. 길이 펼쳐지는 매 순간마다 현재에 계속 머무르면 당신들 모두 그 순간 서로에게 속해 있다는 느낌을 받을 것입니다. 당신이 현재에 존재하는 것을 방해하는 것은 당신의 '반응reaction'입니다. '반응'이란 현재가 표면에 떠오르는 그대로 받아들이는 것이 아니라 그와 관련하여 의도적으로 어떤 행동을 하는 것입니다. 예를 들어 아직 표면으로 드러나지 않은 현재를 받아들이지 않고 당신이 원하는 관계를 만들기 위해 애써서 노력하는 경우입니다.

당신은 생각하는 것보다 조금 더 시간의 여유가 있습니다. 당신은 지금의 여기와 당신이 가려고 하는 곳 사이에서 주로 미래에 가려고 하는 곳을 생각합니다. 그렇지 않고 만약 당신이 "지금 걷고 있는 경험을 하고 있는 것은 나야"라고 생각한다면 시간은 좀 더 느리게 가고 당신은 조금 더 현재에 존재하게 됩니다.

언젠가 하버드 대학 교회의 목사가 나의 교사 과정 중인 한 학생에게 체화(體化)된다는 게 무슨 의미인지 그리고 그가 자신과 신앙을 통합시키려면 어떻게 해야 하는지 물었습니다. 그녀는 그를 교사 과정 수업에 초대했고 그가 수업에 왔을 때 나는 그에게 그의 신앙을 표현하기 위해 무엇을 할 건지 물었습니다. 그는 "기도를 하겠습니다."라고 대답했고 나는 "어떻게 기도하시겠습니까?"라고 물었습니다. 그는 "여기 방석에 앉아 기도하겠습니다."라고 대답했고, 나는 "좋습니다. 그럼 자리에 앉으세요. 그리고 혼자만 하면 부담스러우니 모두 다 함께 둥글게 앉아 봅시다."라고 말했습니다. 그리고 다른 사람들에게는 원한다면 같이 기도나 명상을 하며 조용히 생각하는 시간을 가질 것을 제안했습니다. 모두가 둥글게 앉았고, 목사가 기도를 하는 동안 나는 그의 생각과 기도를 그와 통합시키기 위해 그의 머리, 목 뒤, 어깨, 이마를 차례로 오가며 핸즈온을 했습니다. 약 15분 후에 "무엇을 경험하셨습니까? 라고 물었을 때 그는 자신이 기도와 완전히 일치된 느낌을 가진 게 아마 처음인 것 같다고 말했습니다. 그는 나에게 하버드에서 신앙 공부를 하고 있는 대학원생들에게 그들과 신앙을 통합시키는 것에 대한 강연을 해 줄 수 있는지 물었고 그 후에 나는 대학원에서 강연을 했습니다.

───────

Q. 당신이 일대일 개인 레슨을 할 때 그 사람에게 특정한 자세를 하게 합니까?

A. 당신은 그 사람의 자세를 바꾸려고 하는 것이 아닙니다. 당신은 그들이 자세를 만들기 위해 무엇을 하고 있는지 알아차리도록 돕습니다. 그들의 신경근 패턴을 분산시킬 뿐만 아니라 자기 자신이 되기 위해 그가 필요하다고 생각하는 노력을 다루며 작업합니다. 당신은 어떤 목표를 기대하며 세우지 않습니다. 물론 그가 존재하기 위해 특정 방식으로 애쓰지 않을 때 어떤 일이 일어날지는 상상할 수 있습니다. 그들이 자신이 되기 위해 필요하다고 생각하는 노력은 신경근 패턴으로 드러납니다.

습관을 만드는 방식은 사람마다 모두 다릅니다. 하지만 자신으로 존재하기 위해 노력하는 방식은 반드시 머리와 목의 관계로 표현됩니다.

알렉산더 작업을 할 때 무엇보다도 가장 먼저 해야 할 것은 이미 존재하고 있는 신체 구조 안에서 자유로움을 접하게 하는 것입니다. 새로운 자세를 취하게 하는 대신에 그가 있는 곳에서 자유로움을 경험할 수 있는 기회를 제공해야 합니다.

당신이 원하는 그들의 모습이 아니라 있는 그대로의 그 사람에게 손을 얹어야 합니다. 감정적으로 되거나 기쁘거나 슬프게 될 수도 있지만 그가 자유로워질 수 있는 경험을 하게 하세요.

Q. 알렉산더 레슨이 끝난 후 레슨을 통해 얻은 느낌을 어떻게 유지해야 하나요? 혼자서 어떻게 해야 하나요?

A. 사람들은 언제나 다음과 같은 질문을 합니다: "레슨이 끝나면 기분이 정말 좋아요! 하지만 이 새로운 경험은 점점 사라지고 이전의 상태로 점차 되돌아가요. 이 경험을 혼자서 찾는 법을 배울 수 있나요?"

대답은 당신으로 존재하는 새로운 경험은 당신의 기억 속에만 생생하게 남아있으니 더 이상 존재하지 않는 것을 찾으려고 하지 않아야 한다는 것입니다. 어떤 경험도 지속되지 않습니다. 계속 지속되는 것은 예상되는 자신(자신이 되는 익숙한 경험)이 아닌 잠재력(당신이 되는 새로운 경험)에 대한 깨달음입니다. 그러면 이것을 쉽게 이해시킬 수 있도록 어떻게 설명하고, 경험에서 나온 깨달음을 강조하기 위해 어떻게 가르쳐야 할까요?

이렇게 대답한다면 어떨까요: "내가 말과 터치를 통해 레슨을 할 때 당신은 익숙한 행동에서 벗어나 자신으로 존재하는 잠재력을 새롭게 알아차립니다. 그렇게 당신은 다른 경험을 합니다. 내가 손을 떼더라도 당신은 여전히 새로운 경험을 통해 얻게 된 깨달음을 확실히 가지고 있습니다. 그것은 당신만의 것입니다. 그것은 새로운 경험의 일부인 신체적 변화보다 더 오래 지속됩니다. 당신은 무언가를 배웠고 이 배움을 통해 자신에 대해 더 깊이 통찰하고 이해하게 되었으며, 익숙함 보다 잠재력을 선택할 때 당신이 어떤 사람이고 또 어떤 사람이 될 수 있는지에 대해 더 깊이 이해하게 됩니다. 모든 의미 있는 경험에는 새로운 경험에서 생긴 깨달음에 대한 탐구가 포함되어 있습니다. 이 경험은 변화를 지속시키는 수단이기도 합니다.

또 다른 대답은 다음과 같습니다: 알렉산더 레슨에서 얻은 것을 유지하려고 노력하기 보다는 그냥 잊어버리세요. 그리고 당신이 소통했던 방식을 다른 사람과 나누기 바랍니다. 경험을 통해 알게 된 통찰력에 집중하세요.

학생이 스스로 통합할 수 있는 방법을 묻는다면 습관이 올라올 때 무슨 생각을 하고 있는지 물어보세요. 예를 들어 노래를 부를 때 특정 자세를 만들려고 하는 것을 운동 감각적으로 느낄 수 있나요? 계속해서 알아차릴 수 있도록 연습해야 합니다. 습관을 알아차리고 정의하는 것을 보류하세요. 스스로에게 시간을 주세요.

Q. 선생님은 학생인 저에게 통합됨을 느끼는 방법을 보여주셨습니다. 그 순간이 지난 후 저는 머릿속에서 어떻게 그것을 붙잡아 머리를 그 자세로 유지할 수 있는지 생각하고 있었습니다.

A. 그것은 당신이 생각하는 자신의 존재에 대한 충성도와 관련이 있습니다. 교사는 학생에게 자극과 반응 사이 그리고 행동과 존재 사이에 작은 창문을 제공합니다. 습관을 버리고 새롭고 더 가치 있는 정보를 받아들이는 데는 오랜 시간이 걸립니다.

완전한 통합을 경험한 학생은 이전에 다양한 문제와 조건을 가지고 있던 사람과 같은 사람입니다. 당신이 되어야 한다고 생각하는 사람을 놓아주어야 합니다. 그것은 '자신'의 사용과 관련이 있습니다. '자신'은 몸과 분리될 수 없습니다. 당신은 이 모든 경험들을 처리하도록 디자인되었습니다. 특히 당신이 디자인된 방식에 보다 가깝게 작업한다면 이 모든 경험들을 더 잘 처리할 수 있습니다.

잠언

Notice when in your thinking you think you know what will happen. Then you miss all the other possibilities.

어떤 일이 일어날지 안다고 생각하는 당신의 생각을 알아 차리기 바랍니다. 그렇지 않으면 다른 모든 가능성을 놓치게 될 것입니다.

If a person is tense, often the only way she will be aware of the tension is when she experiences its absence.

긴장할 때 긴장을 알아차릴 수 있는 유일한 방법은 보통 긴장을 하지 않는 경험을 할 때뿐입니다.

My deepest moments of change have been when I let myself see something for how it is or seems to be and let myself be moved by it, without trying to do anything.

내가 가장 깊이 변화하는 순간은 무언가를 하려고 애쓰지 않고 있는 그대로 또는 보이는 그대로를 보고 그것에 감동 받을 때였습니다.

You can't not have an embodied experience, but you can behave as if you are not embodied.

당신은 몸을 사용하지 않고 경험을 할 수 없습니다. 하지만 몸을 무시하고 행동할 수는 있습니다.

A lesson should be a celebration of each person being alive.

알렉산더 레슨은 우리 각자가 살아 있음을 축하하는 것이어야 합니다.

What is freeing the neck, really? It is simply not continuing to do what you are accustomed to do, and in that moment, the organism will show up in the way it is designed to work.

목을 자유롭게 하는 것은 정말로 무엇일까요? 목을 자유롭게 하는 것은 그저 당신에게 익숙한 것을 계속 하지 않는 것입니다. 그리고 그 순간 몸은 작동하도록 디자인된 방식으로 드러날 것입니다.

———————

If you don't let yourself live through the experience you are actually having, you tend to invite a similar experience again and again. The brain isn't particularly fond of leftovers.

당신이 현재 겪고 있는 것을 정말로 경험하며 살지 않는다면 비슷한 경험을 계속해서 반복하게 될 것입니다. 특히 뇌는 제대로 처리하지 않고 넘어간 경험을 좋아하지 않습니다.

———————

The less inclined you are to manage your experience, the

more you are able to take in, and you are more available to what is around you. That will tend to take you out of the head-forward, pulled down state.

당신이 경험하고 있는 것을 덜 조정하려 할수록 더 많은 정보를 받아들일 수 있게 되어, 당신의 주변 상황에 더 잘 대처할 수 있습니다. 그것은 머리를 앞으로 숙이고 척추를 아래로 누르는 상태에서 당신을 벗어나게 할 것입니다.

―――――――――

For me, the only real valid reason for changing yourself is to be more present for the person in front of you.

나에게 당신을 변화시키려는 유일하고 진실한 이유는 당신 앞에 있는 사람을 위해 더 현재에 존재하도록 하기 위해서입니다.

―――――――――

The ultimate use of self is to make peace with yourself.

최고의 자기 사용은 자신과 평화롭게 지내는 것입니다.

Do you wish to be seen as an Alexander teacher or for who you are?

당신은 알렉산더 교사로 보여지기를 원합니까, 아니면 당신 자신으로 보여지기를 원합니까?

―――――――

If you've done the best you can, then the result is the best you can get at this moment.

당신이 할 수 있는 최선을 다했다면 그 결과는 지금 이 순간 당신이 얻을 수 있는 최선의 것입니다.

―――――――

You can't be heard until you're listened to.

귀를 기울이기 전에는 들을 수 없습니다.

―――――――

Some days are easy… today is Someday.

어떤 날은 쉽게 풀리는 날이 있습니다… 오늘이 바로 그날입니다.

Change can take place in a moment of genuine awakening, or gradually over time in a compilation of moments.

변화는 진정한 각성의 순간에 일어날 수도 있고, 시간이 지남에 따라 여러 순간들이 모여서 점진적으로 일어날 수도 있습니다.

Make peace with yourself so you can be at peace with yourself.

스스로와 평화롭게 지낼 수 있도록 자신과 화해하기 바랍니다.

터칭 프레즌스*TOUCHING PRESENCE*

What we exercise in the Alexander practice is the practical application of kinesthetic awareness.

알렉산더 테크닉을 배울 때 우리가 연습하는 것은 운동 감각적으로 깨달은 것을 실용적으로 적용하는 것입니다.

The closer you get the farther away you are.

당신이 가지고 있는 것에 가까워질수록 당신은 존재하는 것에서 점점 더 멀어집니다.

I teach consciousness and its practical application to life.

나는 의식하는 것과 그것을 삶에 실용적으로 적용하는 것을 가르칩니다.

I will never try to know you, I will always long to see you.

나는 결코 당신을 알려고 노력하지 않을 것입니다, 나는 언제나 간절히 당신을 보려고 할 것입니다.

There is no beginning... There is no end...

시작도 없고... 끝도 없습니다...

내 아내 줄리가 세상을 떠나고 얼마 후에 우리가 처음으로 2년 동안 함께 살았던 곳의 근처 바다에 그녀의 유골을 뿌리기 위해 산타 바바라에 갔습니다. 우리가 그곳에 살았을 때 줄리는 유칼립투스가 있는 작은 숲을 지나, 야생화를 지나고, 모래언덕을 넘어서 마침내 광활하고 아름다운 태평양을 마주한 해변에 가곤 했습니다. 지금은 경비원이 지키고 있는 자연 보호 구역이어서 해변에 들어갈 수 없습니다. 그러나 나는 해변의 경비원에게 가서 아내의 유골을 뿌려도 되는지 물었습니다. 어린 학생인 듯한 경비원은 어쩔 줄 몰라 하며 그러라고 했습니다.

나는 그곳 해변가에 모래와 바다 사이의 젖은 공간에 맨발로 서 있습니다. 바닷물이 들어옵니다. 내 발은 젖은 모래 속으로 살짝 가라앉습니다. 나는 재를 뿌립니다. 이전에 작은 황금 조각들이었던 것들이 바다로 옮겨지며 재빨리 바다 속으로 되돌아갑니다. 바닷물은 빠르게 돌아오고 나는 더 많은 재를 물이 오고 가는 사이의 고요한 지점에 떨어뜨립니다. 이것을 여러 번 반복합니다. 그러자 내 생각이 부드럽게 멈추었습니다. 줄리는 내 생각 안에 존재합니다. "나는 밀물과 함께 들어오고, 썰물과 함께 떠납니다. 시작도 없고 끝도 없습니다. 나는 파도와 함께 돌아올 것입니다… 그리고 당신도 그럴 것입니다. 시작도 없고… 끝도 없습니다…"

Appendix

부록

감사의 말

　　이 책이 출판되도록 기여해 주신 모든 분들께 진심으로 감사드립니다. 그리고 분명하게 말씀드릴 수 있는 것은 저는 이 책을 쓴 것이 아니라 이야기한 것입니다. 개략적으로 가르치는 것은 훌륭한 기술이지만 저는 대부분 그렇게 가르치지 않습니다. 저는 특정 사람이나 그룹과 함께 작업할 때 그리고 그들의 필요와 질문에 응답할 때 가장 잘 가르칩니다. 이러한 상황에서 가르침은 서로의 상호작용을 통해 나타납니다. 따라서 지난 몇 년간 어떤 식으로든 나의 스승이 되어 준 학생, 동료, 친구들을 인정하고 감사하는 일이 저에게는 특별히 중요합니다.

　　혹시 제가 당신 이름의 철자를 틀렸다면 용서해 주세요. 그렇다고 당신에게 덜 고마워하는 것은 전혀 아닙니다.

　　레이첼 프라하카의 격려, 끈기, 헌신이 담긴 졸업 선물이 없었다면 대중을 위한 이 책이 나오지 못했을 겁니다. 저의 가르침을 책으로 만들려는 그녀의 바람이 편집 기술과 그 과정에서 특별히 깊은 통찰력과 잘 맞아 떨어졌습니다. 이 책이 결실을 맺도록 해 준 그녀의 인내에 감사드립니다.

나의 오랜 친구이자 동료인 데이빗 고어만의 훌륭한 손재주와 정신적인 도움을 받은 것도 큰 선물이었습니다. 데이빗은 책의 표지와 레이아웃을 디자인하고 사려 깊은 제안과 의견을 제공했으며 오타를 수정하고 출판 과정을 이끌어 주었습니다. 데이빗, 레이첼과 한 팀이 되지 않았다면 이 책은 존재하지 않았을 것입니다.

그리고 1983년부터 제 교사 과정 학생이었던 분들에게도 오랫동안 이미 수십 번 들었던 내용을 읽어 주어서 감사합니다. 거의 30년 동안 저와 함께 교사 과정에서 가르침을 주고 있는 수석 부교수인 데비 아담스와 밥 라다에게도 그들의 책임과 헌신에 감사드립니다. 저의 첫 원고를 읽고 감동적이고 진심 어린 서론을 써 준 데비에게 감사합니다. 그리고 소통을 더 잘하기 위해 세심하게 살펴 준 밥에게도 감사합니다.

지난 44년간의 가르침을 통해 이 책을 특별하게 만들어준 많은 학생과 동료들과의 만남은 축복이었습니다. 내가 누구인지 일깨워 준 코린 카시니*Corinne Cassini*, 그녀가 누구이고 변화가 얼마나 섬세한 균형을 이루는 것인지 일깨워 준 캐롤린 포핑크*Caroline Poppink*, 글을 쓰도록 격려해 준 아일린 트로버만*Eileen Troberman*, 내가 나의 생각을 가르치고 있다는 것을 일깨워 준 마야 돌더*Maya Dolder*, 혁신을 인정해 준 도리스 디취*Doris Dietschy*, 내가 터치하고 있는 사람이 누구인지를 분명하게 경험하게 해 준 줄리안 라지*Julian Lage*, 수년 동안 나에게 보살핌과 지원을 준 제이미 컬버츤*Jamee Culbertson*, 그녀의 기대 이상으로 성장한 엔젤라 라이딕*Angela Leidig*, 그녀라는 사람을 있는 그대로 인정하는 파올라 살루드 로페즈*Paloma Salud López*, 내가 교사 과정을 시작하도록 해서 그녀의 가르침으로 나도 모르게 나와 그녀를 포함한 다른 사람들의 삶을 변화시킨 베치 폴라틴*Betsy Polatin*, 그녀의 소명을 찾게 된 아나 톨스토이*Anna Tolstoy*, 자유가 그녀의 타고난 권리임을 발견한 제니퍼 로이-프랑콜리*Jennifer Roig-Francoli*, 인생을 바꿀만한 빛나는 점심 식사 대화 그 이상이었던 키 라임 파이를 소개해 준 극작가 테네시 윌리엄스*Tennessee Williams*, 항상 모든 것을 함께 했던 우르술라 지덱*Ursula Zidek*에게 감사합니다! '인히비션을 직접적인 경험'으로 표현한 미켈란젤로의 〈다비드〉 조각상을 나에게 소개해 준 로사 루이자 로시*Rosa Luisa Rossi*, 영화배우이자 프로듀서인 마이클 더글러스*Michael Douglas*의 변함없는 너그러운 마음에 감사합니다. 내가 쌓아 올린 장벽을 허물어야 한다고 주장한 존 아르반티스*John Arvanties*, 에이지 타니무라*Eiji Tanimura*와 토루 마추시마*Toru Matsushima*의 조언과 친절함과 우정에 감사합니다. 수년간 공부에 전념한 안드리아 스투더*Andrea Studer*와 프리스카 쉘버트-가우어*Priska Schelbert-Gauger*의 아름다운 가족들과 그들의 오랜 우정에 감사합니다. 복잡한 문제를 단순하게 접근하도록 가르쳐준 스펜서 쉐퍼*Spencer Schaefer*, 소중한 시간을 함께한 소피 울프*Sophie Wolf*와 피에르 라우퍼*Pierre Lauper*, 에바 워스*Eva Wirth*와 사이먼

*Simon*의 보살핌과 친절함에 감사합니다. 그녀만의 길을 찾은 피파 본디*Pippa Bondy*, 평생 동안 공부에 전념한 마뉴엘 보겔*Manuelle Bogel*, 기록된 단어의 오래된 가치를 보존해준 마틴 바인클*Martin Weinkle*, 수년 동안 자유롭고 밝은 통찰력을 준 크리스틴 롭*Christine Robb*, 12년 동안 하버드에서 연기 전공 대학원생들을 가르치는 특별한 기회를 준, 당시 하버드 대학의 아메리칸 레퍼토리 씨어터*American Repertory Theater* 대학원의 예술 감독이자 현재 노스 캐롤라이나 예술 대학의 학장인 스콧 자이글*Scott Zeigle*에게 감사합니다. 배우들과 작업하는 것을 얼마나 좋아하는지 알게 해 준 멋진 일이었습니다. 이름이 너무 많아 일일이 열거할 수 없지만 대학원에 있었던 모든 학생들이 내가 그들에게 배울 수 있는 기회를 가진 만큼 그들도 많은 배움을 가졌기를 바랍니다.

그리고 나의 평생의 스승인 이미 성인이 된 아이들, 아드리아나, 다니엘, 가브리엘에게 특히 진심 어린 감사를 보냅니다.

또한 지속적으로 워크샵을 주최하고 통역을 해 주고 이 책이 나오기까지 의미 있는 기여를 해주신 다음 분들께도 감사합니다: 1986년 첫 국제 알렉산더 콩그레스 이후 1988년 유럽에서 강의를 시작하게 해준 마리 프랑세즈 르 폴*Marie-Françoise le Foll*과 아일린 셀람*Eillen Sellam*, 런던 교사 과정에 정기적으로 나를 초대해서 교육할 기회를 주고 영국에서 내가 알려지게 도와준 데이빗 고어만*David Gorman*, 조정팀의 특별 보조 코치로 일하게 초대해 준 앨런 로젠버그*Alan Rosenberg*(미국 올림픽 조정팀 코치)와 스탠리 로젠

버그*Stanley Rosenberg*에게 감사합니다.

그 밖의 다른 분들에게는 알파벳 순으로 감사를 표합니다.

Ann Seelye, Annie Turner, Annie Weinkle, Anthony Kingsley, Arnaud Grelier, Barbara Paton, Betsy Hestnes, Caroline Chalk, Celia Jurdant-Davis, Chris Friedman, Constance Clare-Newman, Damian Köppel, Daria Okugawa, Dr. David Griesemer, Diana Bradley, Diana Glenn, Dominique Depuis, Ellen Bierhorst, Elyse Shafarman, Fritz Papst, Gabriele Breuninger, Galit Ziff, Gilles Estran, Glenna Batson, Graham Elliott, Greg Marposon, Hillary White, Holly Cinnamon, Hubert Goddard, Isabelle Augustin, Jeremy Chance, Jessica Webb, Joan Fitzgerald, Joseph and Maria Weiss, Kanae Tsuneki, Kate Howe, Kathleen Morrison, Kathryn Amour, Kay Kim, Ken Anno, Ken Thompson, Malcolm Balk, Manuelle Borgel, Margrit Gysin, Mariela Cárdonas, Matthias Schelbert, Mayumi Shimizu, Meike Dubbert, Melissa Matson, Michael Frederick, Michael Gelb, Michiel Poppink, Mike Serio, Monika Kopp, Naoko Matsushiro, Nial Kelly, Olivia Rohr, Patricia Kuypers, Patricia O'Neil, Paul and Tessa Versteeg, Penny O'Conner, Philippe Cotton, Priscilla Endicot, Rebecca Gwynn-Jones, Renate Wehner, Richard Brennan, Richard Ortner, Rivka Cohen, Robin Eastham, Sabine Grosser, Sakiko Ishitsubo, Sara

Solnik, 김성은*SeongEun Kim, Serina Bardola, Shigeko Suzuki, Sooyeon Kim, Stephane Ryder, Tine Gherardi, Wendy Cook, Yasuhiro Ishida, Yuriko Ishii,* 현재 제 교사과정 학생들인: *Anita Freeman, Brian Griffen, Diane Sales, Jan Muller, Kremenia Stephaniva, Martha Juelich, Michelle Lemp, Miriam Bolkosky, Nicole Kootz, Ruth Libbey, Sarah Bond*에게 모두 감사합니다.

Mary Jonaitas and Michael, 폭넓은 관점을 갖게 해준 *Kurt Leland and Charles,* 그리고 *Rivka Cohen, Yuzuru Katagiri, Elisabeth Walker, Bill*에게 감사하고, 오랜 세월 가르침을 통해 이 책에 기여한 모든 사람들에게 감사합니다. 당신들 모두를 여기에 나열할 수 없지만 당신은 당신이 누구인지 알 것입니다.

그리고 어느 이른 아침 스튜디오 가는 길에 우연히 만나 대화를 나누다가 책의 제목인 『터칭 프레즌스*Touching Presence*』를 제안해 준 닐 카츠*Neal Katz*에게 특별히 감사를 전합니다. 그를 만나지 않았다면 나는 터칭 뷰티*Touching Beauty*라는 제목을 쓰려고 했습니다. 나는 『터칭 프레즌스』라는 제목이 이 책을 가장 잘 반영해 준다고 생각합니다. 왜냐하면 당신이 누구를 만나게 되든 그들이 말하고 행동하기 전에 그리고 말과 행동으로 그들이 누구인지 알려주기 전에 이미 당신은 그들 존재 자체에 감동 받기 때문입니다.

올해 5월 오스트리아 린츠에 있는 아파트의 조용한 공간을 내줘서 내가 매사추세츠 캠브리지의 정신없는 삶에서 멀어져 글을 쓰게 해 준 엘리자베스 샨다*Elisabeth Schanda*에게 엘리자베스, 우리가 함께 했던 시간 동안 특히 이 책을 완성하는데 꼭 필요한 순간 당신이 준 사랑에 감사합니다.

마지막으로 비록 지금은 세상에 안 계시지만 화가 난 한 젊은 이에게서 무언가를 봐주신 내 동료이자 멘토이자 친구인 프랭크 피어스 존스*Dr. Frank Pierce Jones*박사에게 감사합니다. 당신의 가르침은 제 인생을 바꿨습니다.

모두 감사합니다.

타미 탐슨

2019년 8월 매사추세츠 캠브리지에서

타미 탐슨*Tommy Thompson*에 대하여

엘리자베스 샨다
Elisabeth Schanda

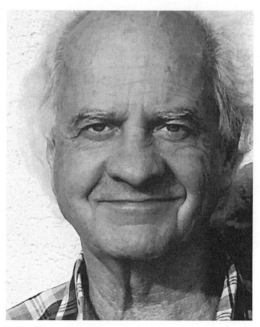

사진 제공 Elisabeth Schanda

타미 탐슨*Tommy Thompson*은 1975년부터 프로 선수 및 올림픽 운동
선수, 마장마술[36] 기수, 음악가, 무용수, 배우, 과학자, 의사, 기업

---

36 역자 주, 승마의 기본 종목 중 하나로 기수와 말의 교감을 중요하게 여긴다.

및 대학의 전문직 종사자들과 어린이와 장애인에게 알렉산더 테크닉*Alexander Technique*을 가르쳤습니다. 그는 미국, 캐나다, 아일랜드, 영국, 프랑스, 스페인, 네덜란드, 스위스, 독일, 오스트리아, 이탈리아, 헝가리, 이스라엘, 일본, 한국 등에서 알렉산더 교사와 대중을 위한 1,000회 이상의 워크숍을 하였으며 개인 교습 또한 활발하게 해오고 있습니다. 타미는 1983년부터 알렉산더 테크닉 교사들을 양성해 온 캠브리지 알렉산더 테크닉 센터의 설립자이자 이사입니다. 그는 1976년 몬트리올 올림픽에서 미국 국가 대표 조정팀 중량급 선수들을 위한 특수 지원 코치로 근무했습니다.

그는 12년 동안 하버드 대학교 교수로 재직하면서 아메리칸 레퍼토리 씨어터 겸 고급 연극 트레이닝을 위한 모스크바 예술 씨어터 학교*American Repertory Theatre/Moscow Art Theatre School Institute for Advanced Theatre Training*에서 대학원생들에게 알렉산더 테크닉을 가르쳤습니다.

타미는 터프츠 대학교의 드라마 조교수이자 터프츠 아레나 극장의 상무이사를 역임했고, 200편 이상의 연극 작품에 직접 출연하거나 연출했습니다. 타미는 저지 그로토스키*Jerzy Grotowski*, 마이클 더글라스*Michael Douglas*, 제리 터너*Jerry Turner*, 조지 패로*Georgij Paro*, 로버트 리*Robert E. Lee* 등의 저명한 예술가들과 함께 일했으며, 테네시 윌리암스 *Tennessee Williams*와 함께 나이팅게일의 기행 *Eccentricities of the Nightingale*(1977)의 재공연에서 함께 일했습니다.

타미는 국제 알렉산더 테크닉 협회*Alexander Technique International*(ATI)

의 공동 창립자이며 초대 회장입니다. *ATI*에 대한 공헌을 인정받아 *ATI* 평생회원이 되었으며, 또한 *ATI* 프랑스 지부*ATIF*, 아일랜드 알렉산더 테크닉 교사 협회*ISATT*의 명예 회원이자 일본 알렉산더 테크닉 협회*JATS*의 교수진이기도 합니다.

그는 또한 1982년 뉴잉글랜드 알렉산더 테크닉 협회 *ATA(Alexander Technique Association of New England)*를 공동 설립했습니다. 프랭크 피어스 존스 기록물 보관소*Frank Pierce Jones Archives*와 *F.M* 알렉산더 기록물 보관소*F. Matthias Alexander Archives*도 함께 만들었습니다. 이 자료들은 처음에는 터프츠*Tufts* 대학의 웨셀*Wessell* 도서관에 보관되어 있었습니다. 그는 6년 동안 뉴잉글랜드 알렉산더 테크닉 협회*ATA*의 이사였습니다.

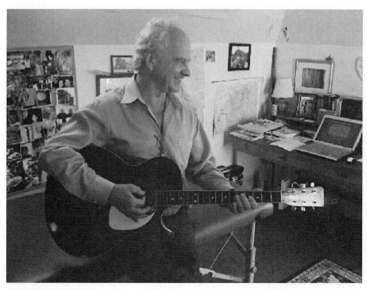

사진 제공 Julian Lage

타미는 프랭크 피어스 존스의 『과학적이고 인문학적인 기여 *Scientific and Humanistic Contributions*』의 공동 저자이며 알렉산더 테크 닉, 태극권, 연극에 관한 수많은 논문을 연극 저널, 정기 간행물, 무술 저널, 뉴스레터에 기고했습니다. 타미는 전 세계 20개 이상 의 교사 양성 학교에서 교육을 하고 있고, 알렉산더 교사를 위한 제 1, 2차 국제 콘그레스에서 논문을 발표했으며, 제3차 국제 콘 그레스에서는 2세대 교사 중 한 명으로서 마스터 클래스 강연을 위해 초청되었습니다. 창립 이래 알렉산더 교사를 위한 국제 콘 그레스에서 평생 교육 수업*Continuous Learning Class*을 진행하고 있습 니다.

터칭 프레즌스*Touching Presence*를 출판한 후 타미는 이 책을 기 반으로 하는 온라인 줌*Zoom* 수업인 '이해의 선물*The Gift Of Our Understanding*'을 시작했습니다. 과정을 이수한 사람들은 캠브리지 알렉산더 테크닉 센터에서 '일과 생활의 질을 높이기 위한 고급 과정 수료증*Career and Life Enhancement Advanced Study Certificate*'을 받을 수 있습니다. 이 과정은 그의 책의 범위를 넘어서서 '되어야 할 필요가 있다고 생각하는 모습' 혹은 '되어야만 한다고 생각하는 사람'이 아니라 '본래 그대로의 당신의 모습' 혹은 '될 수 있는 사 람'으로 회복하기 위한 심층 탐구로 확장되고 있습니다.

이 책은 현재 페이퍼백과 양장본 버전으로 영어, 프랑스어, 일 본어로 출간되었습니다. 한국어 번역도 마무리 되었습니다. 타 미는 현재 『언제나처럼*Just Like Always*』이라는 소설을 쓰고 있으며,

그의 알렉산더 가르침에 관한 또 다른 책인『진화하는 교사: 깨
어난 삶*Evolution of a Teacher: An Awakened Life*』의 집필을 시작했습니다.

레이첼 프라하카*Rachel Prabhakar*에 대하여

마틸데 바르보사
Matilde Barbosa

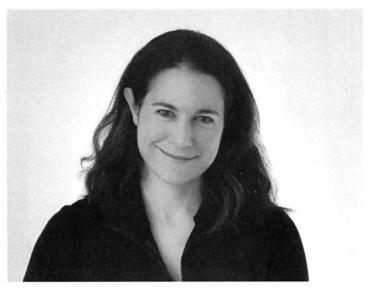

사진 제공 Matilde Barbosa

레이첼 프라하카는 보스턴 지역에서 알렉산더 테크닉과 필라테스를 가르치는 스튜디오를 운영하고 있으며 보스턴 대학*Boston University*에서 필라테스를 가르치고 있습니다. 그녀는 무용수와 운동 선수뿐만 아니라 다양한 질병과 부상을 입은 사람들을 대상으로 작업하고 있습니다.

개인 레슨 및 그룹 수업을 하는 것 외에도 레이첼은 보스턴 대학교 및 보스턴 미술관*Boston Museum of Fine Arts*의 직원 건강 프로그램, 필라테스 교사 교육, 성인 발레를 위한 워크숍 등 다양한 워크숍을 진행했습니다. 또한 보스턴 예술 대학*Boston Conservatory*에서 부상당한 무용 전공 학생들과 작업했습니다.

레이첼은 캠브리지 알렉산더 테크닉 센터에서 타미 탐슨에게, 보스턴 예술대학에서 데비 아담스에게 알렉산더 테크닉 훈련을 받았으며, 2013년에 졸업하고 2014년에 ATI 공인 자격증을 받았습니다. 또한 타미 탐슨에게 '졸업 후 과정'을 완료했습니다.

레이첼은 2009년 호주 필라테스 협회*Australian Pilates Method Association*(APMA)에서 필라테스 레벨 2 강사 자격증을 취득한 후 잘 알려진 멜버른 스튜디오인 밸런스 앤 컨트롤*Balance & Control*에서 고급 연수 과정을 마쳤습니다. 필라테스 인증을 받기 전에는 10년간 소프트웨어 엔지니어로 일했고, 코넬 대학교*Cornell University*에서 학사 학위를 시카고 대학교*University of Chicago*에서 석사 학위를 받았습니다.

레이첼은 남편과 두 딸과 함께 미국 매사추세츠주 브루클린에 살고 있습니다.

타미의 글들

타미의 홈페이지 www.easeofbeing.com/articles에서 알렉산더 테크닉에 관한 글을 볼 수 있습니다. 다음은 이 책의 인쇄 당시 홈페이지에 게시되어 있는 글들입니다.

「교육의 핵심 또는 '놀라운 변신'*At the Heart of Teaching or 'A Brilliant Disguise'*」

2017년 아일랜드 더블린에서 열린 제2차 알렉산더 교사를 위한 국제 콩그레스 기조 연설문

「태양과 달*Sun and Moon*」

1999년 독일 프라이부르크에서 열린 제6차 알렉산더 테크닉 국제 콩그레스에서 발표한 달의 개기일식에 대한 연설문

「고요한 지지점으로 부터의 움직임: 알렉산더 테크닉에 대한 하나의 해석*Moving from the Still Point of Support: An Interpretation of the Alexander Technique*」

　(일본어 번역문도 있습니다)

「아남 카라*Anam Cara*」[37]
2000년 아일랜드의 스패니시 포인트에서 열린 *ATI* 연례 회의 *Alexander Technique International Annual General Meeting* 기조 연설문

「프랭크 피어스 존스의 가르침: 개인적인 회고록*The Teaching of Frank Pierce Jones: A Personal Memoir*」

「알렉산더 테크닉에 대한 프랭크 피어스 존스의 견해: 알렉산더 테크닉의 도덕적, 인본주의적 함의*Frank Pierce Jones's Views on the Alexander Technique: The moral and humanistic implications of the Alexander Technique*」

「배우는 법을 배우기: 1976년 올림픽 조정 팀과 함께 한 나의 작업*Learning How to Learn: My Work with the 1976 Olympic Rowing Team*」

37　켈트인의 지혜를 담은 존 오 도노휴*John O'Donohue*의 책

「드러나는 것*Showing Up*」

아메리칸 레퍼토리 시어터*American Repertory Theatre*, 모스크바 예술 학교*Moscow Art Theatre School*, 하버드 대학 연극 대학원*Institute for Advanced Theatre Training at Harvard University*의 배우들을 위한 각 수업 준비에 대한 지침

(일본어 번역문도 있습니다.)

「최고의 자기 사용은 자신과 화해하는 것이다*Making Peace with Yourself is the Ultimate Use of the Self*」

*ATI*의 익스체인지 저널*Exchange Journal* 2010년 가을호에서 발췌

「하버드 여성 건강 워치 - 알렉산더 테크닉과 만성 요통*Harvard Women's Health Watch-Alexander Technique and Chronic Back Pain*」

「더 깊이 들어가기: 다이빙 보드 효과*Digging Deeper: The Diving-Board Effect*」

줄리안 라지*Julian Lage* 작성 — 줄리안은 타미 탐슨 교사과정 학교에서 알렉산더 교사 교육을 받고 교사 인증을 받았습니다. 줄리안은 또한 데비 아담스*Debi Adams*와 이후에는 데이비드 고어만*David Gorman*에게 교육받았습니다.

The Alexander Technique Center at Cambridge

캠브리지 알렉산더 테크닉 센터

캠브리지 알렉산더 테크닉 센터는 국제적으로 인정받는 교사 훈련 과정입니다.

1983년 타미 탐슨이 매사추세츠 주 캠브리지에서 설립한 이 과정은 3년 1600시간의 학습 과정을 제공합니다.

이 과정을 성공적으로 완료하고 모든 프로그램의 요구 사항을 충족하면 졸업생은 알렉산더 테크닉 교사 자격 인증서를 받습니다.

졸업생은 국제 알렉산더 테크닉 협회*Alexander Technique International(ATI)*의 공인 교사가 될 자격을 가집니다. 알렉산더 테크닉 인터내셔널 *ATI*은 알렉산더 교사의 국제 전문 협회입니다.

자세한 내용은 www.easeofbeing.com을 참조하십시오.

이 책이 마음에 들고 그 원리를 자신의 삶과 가르침에 적용하는 방법을 배우고 싶다면 타미는 이 책을 기반으로 한 온라인 워크숍 시리즈를 운영하고 있습니다.

타미는 전 세계 학생들을 대상으로 알렉산더 테크닉 '졸업 후 과정'을 대면 또는 온라인으로 가르치고 있습니다. 그는 또한 개인 또는 소그룹 세션도 대면 또는 온라인으로 진행하고 있습니다.

문의사항은 tommy@easeofbeing.com으로 보내주세요.

옮긴이 후기

번역을 마치며

2022년 8월 베를린에서 열린 국제 알렉산더 테크닉 콩그레스에 같이 참가했던 동료 알렉산더 선생님이 이런 얘기를 했습니다. 여러 워크숍이 진행되고 있는 교실들을 따라 복도를 걷고 있었는데 유독 사람들이 가득 차 있는 교실을 봤더니 타미 탐슨 선생님의 수업이었다고 말입니다.

여러 훌륭하신 알렉산더 선생님들이 계시지만 타미 선생님처럼 온전한 나를 찾기 위해 깊이 있는 변화의 작업을 하시는 선생님은 그리 많지 않습니다. 이 책은 그분의 45년간의 알렉산더 테크닉에 대한 철학과 정수를 담고 있습니다. 알렉산더 테크닉은 신체만 다루는 작업이 아니라 몸과 마음, 영혼을 통합하여 하나의 온전한 인간을 다루는 작업입니다. 그로 인해 삶을 변화시킬 수 있는 힘을 가지고 있습니다. 이 책은 그 어떤 알렉산더 테크닉 관련 책에서 말해 주지 않는 몸과 마음의 통합에 대해 얘기하고 있습니다. 그리고 알렉산더 교사가 이해해야 할 마음과 태도를 알려줍니다. 이 책은 알렉산더 테크닉 교사와 알렉산더 공부를 하는 사람들에게는 진정한 변화를 위한 작업을 이해하는 필독서가 될 것이고, 알렉산더 테크닉의 깊은 의미와 가치를 알고 싶은 분들에게는 그것을 이해할 수 있게 해줄 것입니다. 그리고 삶을 살아가는 우리 모두에게 특히 어려운 시기에 있는 분들에게 선생님의 삶에 대한 통찰과 지혜를 전해 줄 것입니다.

저는 2007년부터 2010년까지 캠브리지 알렉산더 테크닉 센터에서 타미 탑슨 선생님께 알렉산더 교사가 되는 공부를 하는 특권을 누렸습니다. 이 책의 시작이 된 레이첼이 수업 중에 쓴 노트를 처음 보게 된 것은 제가 '졸업 후 과정'을 들었을 때였습니다. 그 당시는 '정말 정리를 잘했구나'라고 생각했습니다. 그리고 레이첼의 졸업식 때 그녀가 그동안 정리한 노트를 예쁘게 책으로 묶어서 타미 선생님께 선물하는 것을 보고, 그 책이 출판되어 저도 읽을 수 있기를 바랐습니다. 그 졸업식 후 거의 10년이 흘렀고, 지금 그 정리 노트에서 시작된 책을 번역하게 되니 삶의 연결성과 신비로움이 매우 흥미롭게 느껴집니다.

이 책을 번역하면서 정말 좋았던 것은 타미 선생님의 목소리를 바로 옆에서 들으면서 선생님의 수업을 다시 듣는 것이었습니다. 감각적으로 몸에 새겨진 타미 선생님의 가르침을 이 책을 통해 분명한 언어로 다시 한번 배우는 것 같았습니다. 그래서 내용의 깊이와 타미 선생님만의 독특한 표현이 글로 전달하기에

쉽지만은 않았지만 번역하는 내내 즐겁고 신이 났습니다. 선생님의 의도를 가능한 한 정확하게 전달하고 싶어서 쓰여진 대로 번역을 하려고 노력했고, 부득이하게 보충 설명이 필요하다고 생각된 부분은 약간의 의역을 하거나 역자 주를 첨부했습니다.

주변의 많은 분들의 도움이 없었다면 이 책이 번역되는데 더 많은 시간이 걸렸을 겁니다. 환이 선생님이 이 책을 읽고 감동 받아 번역하기로 먼저 결심한 덕분에 책이 빨리 나오게 된 것 같습니다. 그리고 알렉산더 테크닉 코리아 국제 교사과정 학생들과 선생님들의 전폭적인 지지가 큰 도움이 되었습니다. 특히 교정하는데 도움을 주신 김채희 선생님과 정선해 선생님, 감사합니다. 마지막으로 박수진 선생님의 꼼꼼한 감수는 제가 놓쳤던 부분들의 의미를 잘 살리는데 큰 도움이 되었습니다. 바쁘신 와중에 시간 내어 더 나은 수준의 책이 되도록 힘써 주셔서 정말 감사합니다. 그 외 알렉산더 비전문가의 눈으로 책을 읽고 의견 준 지인들께도 감사드립니다.

2023년 2월

김성은

감사의 말

Tommy의 책을 만나고 그 아름다움에 푹 빠졌습니다. 책을 혼자서 읽기에는 너무 아깝고 더 많은 사람들과 나누고 싶은 마음이 간절했습니다. 마침 Tommy 선생님께서 이 책을 번역할 사람을 구하고 계셔서 기쁜 마음으로 자원했던 기억이 납니다.

Tommy 선생님의 영적인 언어를 오롯이 전달하는 게 결코 쉬운 작업은 아니었습니다. 때론 너무 힘들기도 했지만 번역을 할 때면 명상을 하는 것과 같이 고요해졌습니다. 번역을 하며 책을 계속 들여다보게 되어서 어느 때보다 Tommy 선생님의 가르침을 온전히 받아들일 수 있었습니다.

아름다운 책을 만나게 해주신 Tommy 선생님과 한국에 Tommy 선생님을 소개해주신 김성은 선생님에게 모두 감사합니다. 혼자라면 끝까지 하기 힘들었을 지도 모릅니다. 함께 할 때 더 멀리 그리고 더 수월하게 나아갈 수 있음을 다시 한 번 배우는 시간이었습니다.

책을 읽으며 제가 느꼈던 깊은 아름다움과 통찰을 함께 나눌 수 있기를 바랍니다. 또 책의 내용이 마음을 이끈다면 함께 만나 알렉산더 테크닉에 대해서 이야기를 나눌 수 있다면 좋겠습니다. 감사합니다.

2023년 2월
김환이